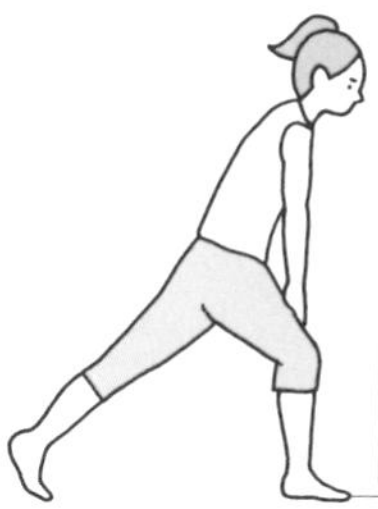

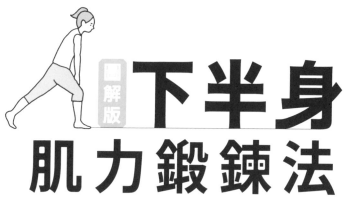

圖解版 下半身肌力鍛鍊法

図解でわかる　下半身に筋肉をつけると「太らない」「疲れない」

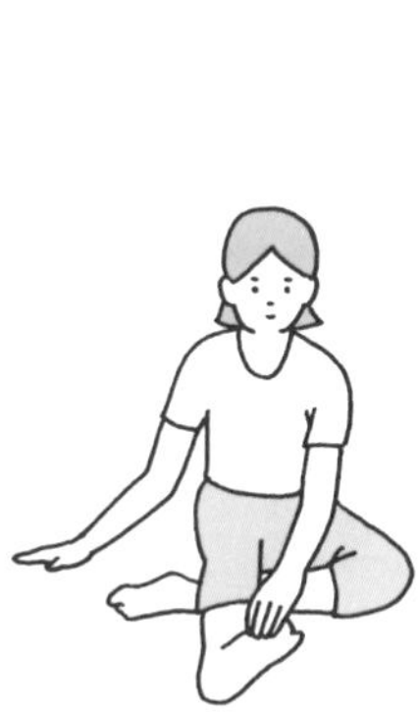

中野・詹姆士・修一 著
林雯 譯

圖解版
下半身
肌力鍛鍊法

前言

我從事健身業多年，對國外健身市場也有所了解，根據我的觀察，多數的日本人並不喜歡鍛鍊身體或運動，但卻對坊間那些關於健康與減肥等很容易就能整理出來的資訊反應熱烈。在這樣的風氣之下，很高興你願意閱讀本書。我想，那是因為你知道「不運動不行了」！你隱隱約約地感覺到，鍛鍊下半身肌肉才是治本之道。你的想法是正確的！

肌肉以每年1％的速度在衰退。如果不自行鍛鍊肌肉，隨著年齡的增長，便可能發胖，未來甚至需要復健。肌肉相當於身體的「大號引擎」，需要消耗許多熱量。不過，這個巨大引擎平時如果沒有運作，就會逐漸退化，也就是說，肌肉量會逐漸減少——因為身體會判斷這個引擎是不被需要的。因為把這個「大號引擎」放著不用，只會不斷地消耗熱量，因此對於身體來說，它是個效率不佳的組織。身體會依據人的活動方式而改變；身體活動得越多，引擎就會變大；活動如果減少，引擎也會相應變小。這是身體為了生存而發展出的適應性。

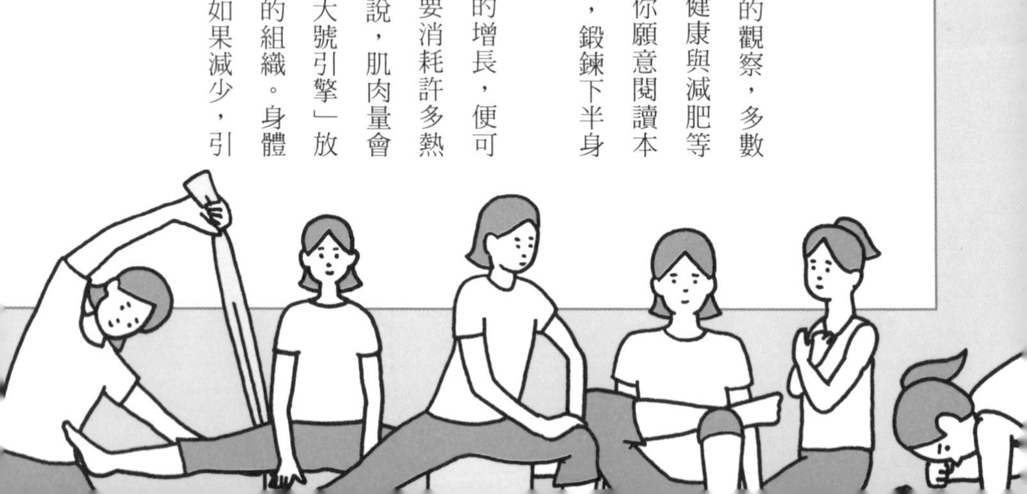

下半身肌肉占了引擎的一大部分。多使用下半身的引擎，身體自然會變得活力十足、運作有效率。因此，我們首先該做的，就是鍛鍊下半身；而伸展運動只是肌力訓練前的第一步，對肌肉量的增加效果其實並不大。

本書所介紹的各種訓練，都會使用到身體的「大號引擎」，而且成效卓著。下半身的肌力訓練，要達到一定強度才會有效果，容易使原本討厭運動的人產生挫折感。所以，本書將為討厭或不習慣運動的人介紹「入門訓練」。先從一天5～10分鐘的運動開始，打造使引擎變大、足以消耗大量熱量的身體。運動要能持續，除了必須體認到運動的「重要性」，也不可缺少「自信」。本書中，我會使用文字與漫畫來說明下半身運動的重要性。既然買了這本書，你就要有自信，相信自己絕對做得到！讀完本書後，你就能養成持續運動的好習慣了。

中野・詹姆士・修一

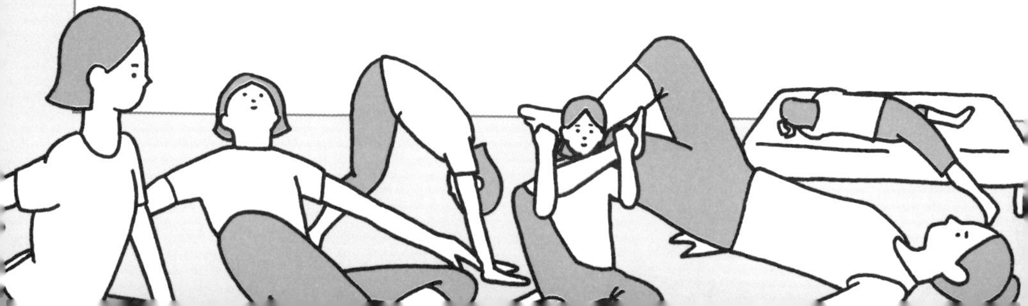

序章

增加下半身肌肉是逆齡抗老的唯一方法

☑增加肌肉的重要性

對30後半到40世代的女性來說，要「逆齡抗老」，就必須「鍛鍊下半身肌肉」。這是我身為私人健身教練，幫助許多女性雕塑身材後所得到的結論。

無論男女，一旦到了40歲，都會明顯感覺到自己身體的變化。這個年齡的人不外乎有三大煩惱：

「減肥越來越難。」

「身形走樣、皮膚失去彈性。」

「總是昏昏欲睡，難以消除疲累感。」

想要抵擋身體衰退、擁有青春肉體，最有效的方法絕對是「鍛鍊下半身肌肉」。

抗老和肌肉有什麼關係？為什麼是下半身？這個想法當然是有所根據的。首先，我們來思考一下為什麼鍛鍊肌肉能夠抗老。

一般認為，要活化大腦，就要作腦力訓練。但實際上，活化大腦最有效的方法莫過於運動。依據最新的腦科學研究，運動與使用肌肉，能讓腦部的神經生長因子增加35％。

從「瘦身」的角度來看，脂肪是身體的熱量來源，而肌肉則最能有效消耗脂肪。增加肌肉，就能在日常生活中消耗更多的熱量，有效燃燒脂肪。如果肌肉量不足，即使食量沒有特別大，熱量往往也無法順利消耗，進而囤積成脂肪。常有人說，隨著年紀增長，越來越容易發胖；這是因為肌肉量減少，身體的「耗油量」也隨之減少的緣故，和年齡沒有什麼關係。只要多運動、鍛鍊肌肉，就能使身體恢復到年輕時一般，無論吃下多少東西，都可以消化掉。

肌肉量增加，也比較不容易產生疲勞感。爬一下樓梯就覺得腳痠的人，鍛鍊肌肉後，上下樓梯會變得輕鬆許多。走幾步就喊累的人，生活中的疲倦感也會大幅減少。

☑ 年輕的關鍵，在於大量分泌生長激素

多使用肌肉的好處，還包括能夠促進生長激素的分泌，而生長激素在「逆齡回春」中，扮演著重要的角色。

皮膚的保濕需要依靠生長激素的運作。從運動生理學專業的角度來看，皮膚是排泄器官，也是體溫調節器官，將汗水、皮脂等老廢物質從毛孔排出，將身體維持在恆溫狀態，並避免皮膚發生問題。

從毛孔輸入養分是否具有美容效果？從皮膚科學的角度，或許多少有效。但從身體功能的作用機制來看，這種行為就像從肛門輸入營養以維持腸道健康一樣。

你不覺得哪裡怪怪的嗎？

每天從飲食中攝取蛋白質等營養素，幫助我們維持皮膚的彈性與光澤。只要飲食均衡，加上多運動，就能提高生長激素的分泌量，使皮膚恢復到年輕時代的清透水嫩、彈性飽滿。

希望大家明白，花費了好幾萬元購買化妝保養品，卻忽略了身體機制，這是徒勞無功的。

生長激素還有促進脂肪代謝、降低體脂肪，促進蛋白質代謝、抗皺，以及維持免疫功能等作用。關於這點，之後會有更詳細的說明。

總之，活動肌肉以促進生長激素分泌，也有助於美容養顏。

☑ 從鍛鍊下半身肌肉開始

最近，有越來越多專家指出，鍛鍊肌肉對女性的健康與美容非常重要，我認為這是好現象。在全身的肌肉中，下半身肌肉尤其重要。我對學生也特別重視下半身肌肉的訓練計畫。而本書自始至終所要強調的就是鍛鍊下半身肌肉的重要性。

為什麼是下半身呢？有三個理由。

第一，有句話說：「老化從腰、腿開始。」身體是從下半身肌肉開始退化。肌肉減少，便容易覺得疲倦，進而陷入「因疲倦而減少活動→熱量消耗降低→易胖」的惡性循環。為了使身體活力充沛，最該鍛鍊的就是下半身肌肉。

第二，全身的大肌肉都集中在下半身。只要活動大肌肉，就能消耗熱量。換句話說，增加下半身肌肉量，就能提高代謝、有效燃燒脂肪，使人擁有易瘦體質。

第三，下半身有「第二心臟」之稱。當血液從心臟輸出後，腳尖血液要回流到心臟，必須依靠下半身肌肉的收縮與舒張。許多女性有腿部浮腫、腿粗、腿部痠痛等煩惱，只要鍛鍊下半身肌肉，促進血液循環，就能改善以上這些問題。

☑ 喚醒沉睡中的肌肉吧

本書的主題是逆齡抗老，這是我擔任私人健身教練心得的集大成，包括：簡單又有效的運動，讓從來不運動的人也能夠輕鬆入門；還有關於身體的基本知識、飲食的建議，以及如何讓大家保持恆心，持續抗老生活的方法。

請大家務必嘗試書中所介紹的方法，盡力而為即可，不需太過勉強。希望本書能夠幫助大家培養良好的生活習慣，無論是「從今天開始爬樓梯」或「從今天開始，每天吃早餐」都好。

或許有些人會覺得本書的門檻太高。對幾十年來從不運動的人而言，也許連爬個樓梯都會對他們造成身體與精神上的壓力。

不過，何必在嘗試之前就先認定自己做不到呢？我曾看過不少人，原本無法想像生活中沒有電梯、堅持自己不可能把爬樓梯或走路當作運動；結果後來改變了生活習慣，每天跑完步才去上班。

有一位35歲左右的女性，全家都改變生活習慣，每天爬3層樓出入家門。經過2個月，全家人的體重平均減了3公斤，她本人也因變得纖細苗條而高興不已。

還有一位40歲的自由撰稿人，是標準的夜貓子，幾乎不吃早餐，而現在則是早睡早起，每天8點起床吃早餐（以前睡到9點、10點是天經地義的事）。他告訴我，他現在的身體狀況良好，工作也相當順利。

聽到這類的消息，我也感到非常開心。因為他們擁有了最厲害的武器——良好的生活習慣。

我曾經協助編纂了三百本以上的運動類雜誌與書籍，深刻感覺到，光是像指南書、說明書一般，具體描述實用方法與程序，無法讓人產生改變生活習慣的動機，因此，我堅持本書以文章的敘述方式，從全面性的角度，激發讀者運動的意願，並且長久保持。習慣改變，身體一定會跟著改變。希望本書有助於改善你的生活方式。

肌力訓練開始後，至少需要2個月，你才能感覺到身體變緊實、行動變敏捷，也較不易疲倦。雖然效果並非一蹴可幾，還是請你在這2個月內盡量不要搭乘電梯，改爬樓梯，或是以快走的方式從公司、車站等地走回家。

平常沒有養成運動習慣的人，只要實行以上方法，就能慢慢地增加肌肉量。總之，你要踏出的第一步，就是喚醒沉睡已久的肌肉！

中野・詹姆士・修一

CONTENTS

圖解版
下半身肌力鍛鍊法

日本首席體適能教練，
為你輕鬆打造
逆齡抗老╳燃脂塑身╳擺脫痠痛
的健康體質

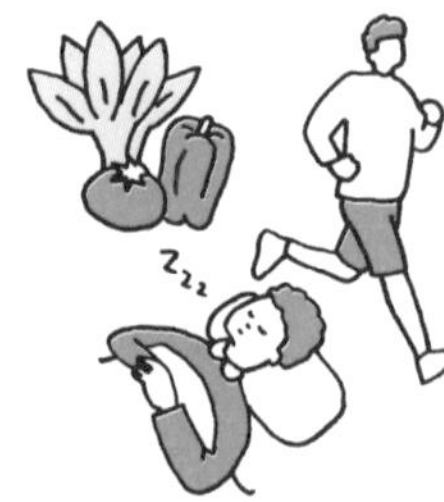

本書使用方式

下半身肌力訓練

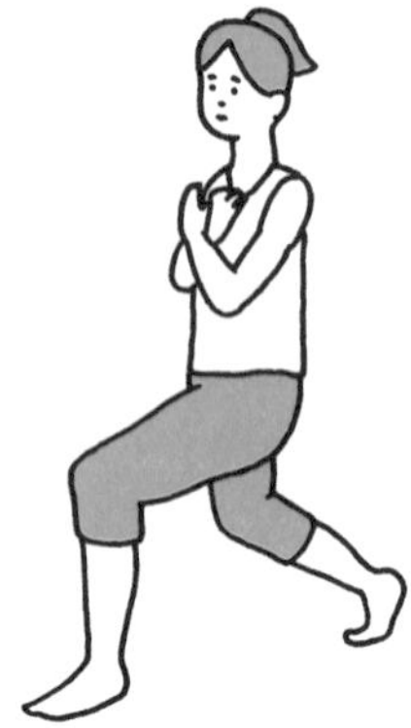

本書安排了6個月的肌力訓練計畫。因為大肌肉集中在下半身，從下半身開始鍛鍊起，就能恢復肌肉量、提高基礎代謝率，使身體不易發胖與疲倦。輕鬆達成第1個月目標的人，直接從第3～4個月或第5～6個月的計畫開始訓練也OK。

下半身伸展運動

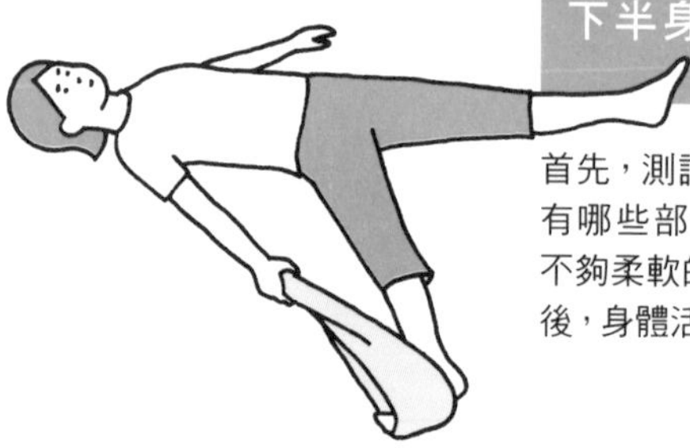

首先，測試柔軟度，確認自己的身體有哪些部分比較僵硬，再加強伸展不夠柔軟的部位。達到一定的柔軟度後，身體活動起來也比較容易。

生活方式

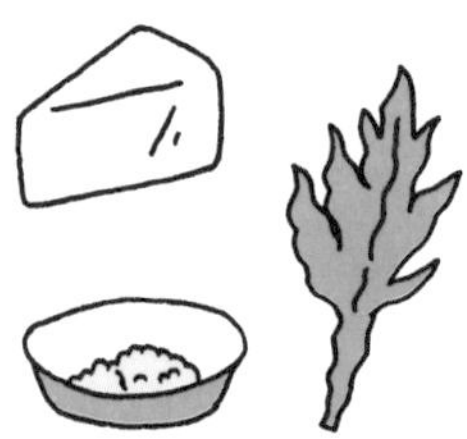

只要稍微改變平時身體的活動方式、食物與飲食習慣，就能增加肌肉量。另外，書中也會介紹長久保持運動習慣的祕訣。

PART 1

肌肉不鍛鍊，老化就會找上你

肌肉訓練第 1～2 個月

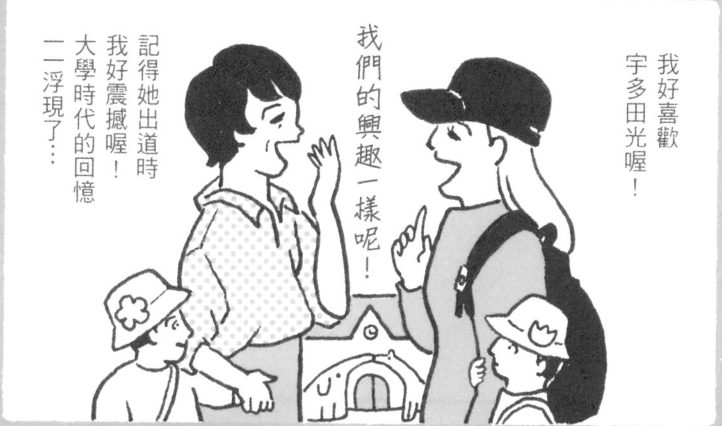

我好喜歡
宇多田光喔！
我們的興趣一樣呢！
記得她出道時
我好震撼喔！
大學時代的回憶
一一浮現了⋯

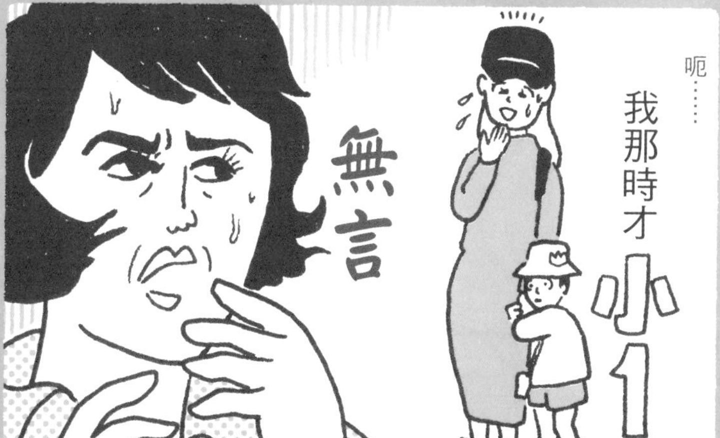

呃⋯⋯
我那時才小1
無言

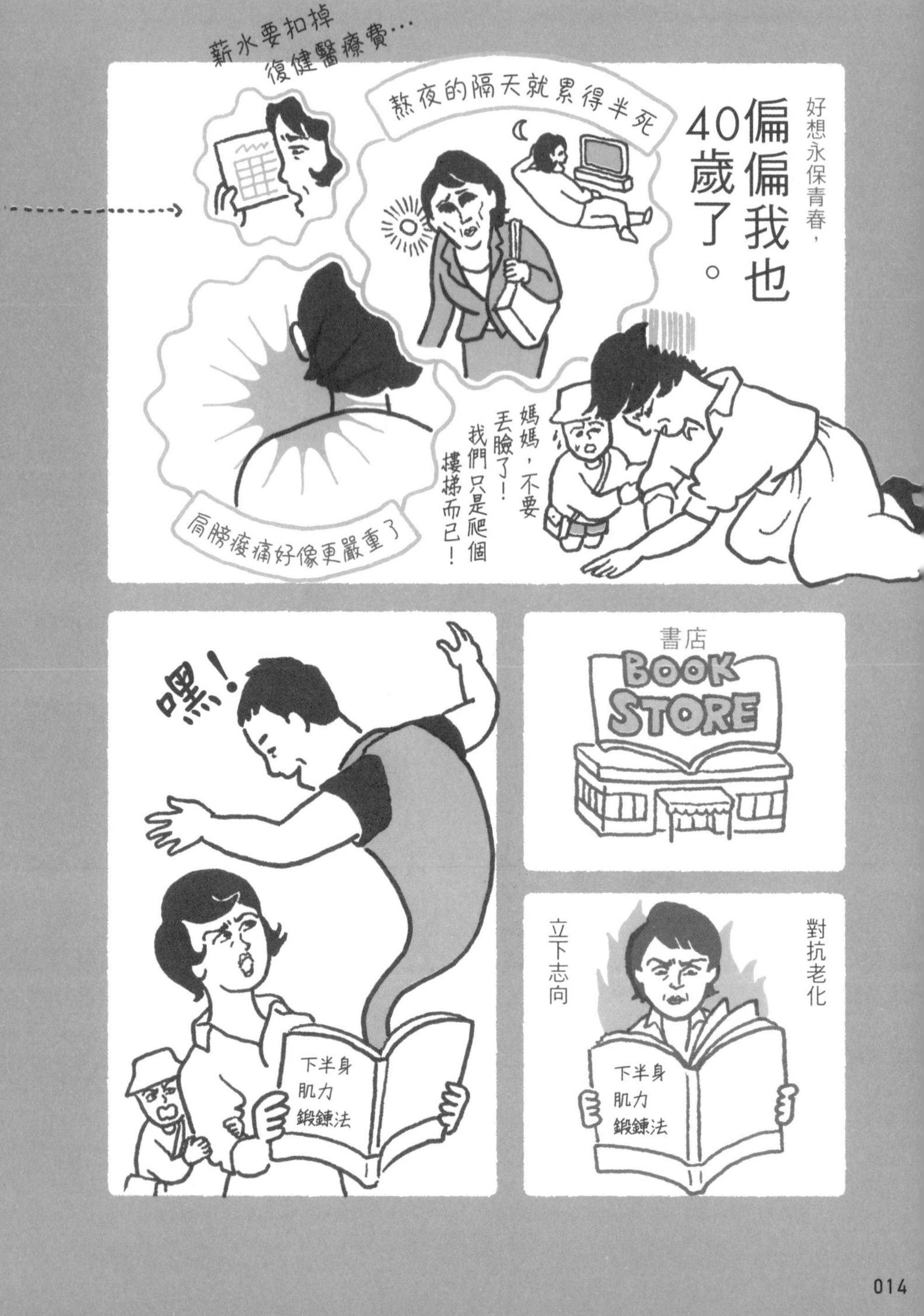
好想永保青春，
偏偏我也40歲了。
薪水要扣掉復健醫療費…
熬夜的隔天就累得半死
肩膀痠痛好像更嚴重了
媽媽，不要丟臉了！我們只是爬個樓梯而已！
嘿！
書店
BOOK STORE
下半身肌力鍛鍊法
對抗老化
立下志向
下半身肌力鍛鍊法

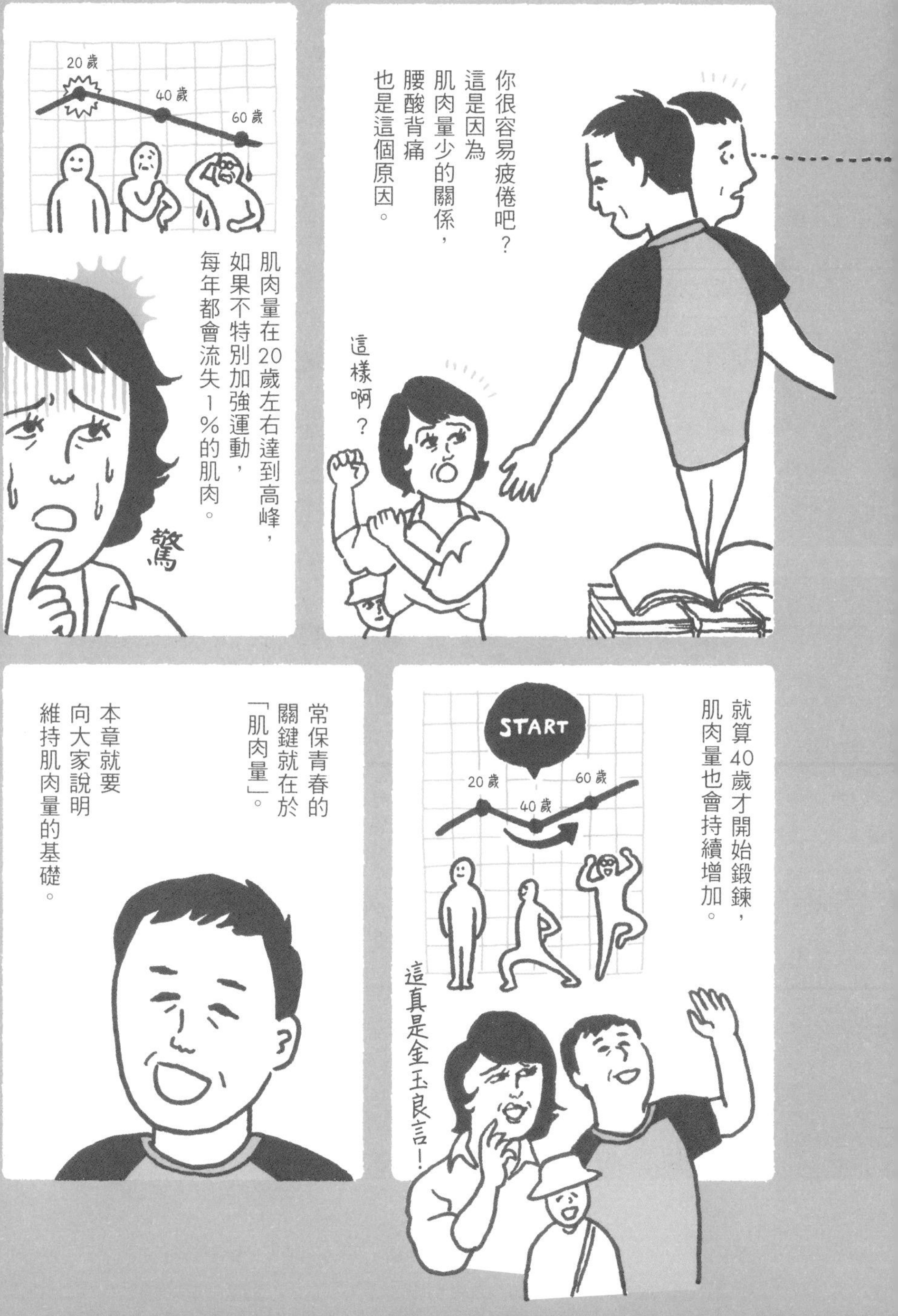
你很容易疲倦吧？
這是因為
肌肉量少的關係，
腰酸背痛
也是這個原因。
這樣啊？
20歲
40歲
60歲
肌肉量在20歲左右達到高峰，
如果不特別加強運動，
每年都會流失1％的肌肉。
驚
就算40歲才開始鍛鍊，
肌肉量也會持續增加。
START
20歲
40歲
60歲
這真是金玉良言！
常保青春的
關鍵就在於
「肌肉量」。
本章就要
向大家說明
維持肌肉量的基礎。

鍛鍊大肌群，打造「易瘦體質」

要變成「易瘦體質」，有以下三大重點。
①增加肌肉量
②養成定期運動的習慣
③控制熱量的攝取
有效燃燒脂肪的鐵律：首先要訓練大肌群，提高基礎代謝率；然後做有氧運動，如跑步、健走等，來增加脂肪燃燒量。

鍛鍊下半身的大肌肉

以「先鍛鍊下半身，再鍛鍊上半身」的順序來訓練，效果較佳。下半身優先，是因為下半身的大肌肉比上半身多，所以需要高強度的訓練。本書介紹二項6個月的肌肉訓練課程，協助年過40歲的人打造易瘦體質。

1 **弓箭步** 保持直立狀態，單腳向前跨出。這是基礎的肌肉訓練，有強化大腿整體、使臀部緊實、提臀等效果。

2 **跪姿抬臀** 有強化大腿後側（膕旁肌）、提臀的效果。

3 **深蹲** 直立狀態下，膝蓋彎曲與伸展的肌肉訓練。有強化大腿整體、使臀部緊實、提臀等效果。

○第1～2個月……從P18開始
○第3～4個月……從P54開始
○第5～6個月……從P102開始
能夠輕鬆達成第1個月目標的人，也可以從第3～4個月或第5～6個月的課程開始訓練。該月的肌肉訓練每週至少3回。

肌肉訓練的祕訣

1 以同樣姿勢進行2～3組動作

一條肌肉由數千條肌纖維所組成，肌肉訓練時會損傷肌纖維。相同動作的肌肉訓練，會刺激同樣的肌纖維。所以做第2組動作時，要盡量保持姿勢不變。若要使一條肌肉內的數千條肌纖維多數都受到損傷，表示同樣的動作必須做2～3組以上。

※若在做第2組時改變姿勢，因為使用的是其他部位的肌肉，效果就沒那麼好了。

2 不要中斷，迅速做完訓練

組間休息需控制在60～90秒以內。在電視播了2～3個廣告後，就可進入下一組動作。

如果是高強度的肌肉訓練，肌肉會在短時間內迅速堆積大量乳酸，進而反應至腦部，促進生長激素的分泌。

3 感受到實質效果的時刻

一旦開始訓練，大腦便會下達命令，使運動神經強化運作、肌纖維順暢伸縮。繼續保持下去，肌纖維會一條條變粗，2～3個月後就能感受到實質效果。

肌肉訓練等級
第 1 個月
★★★

Month 1

分腿站立廚房深蹲

大腿

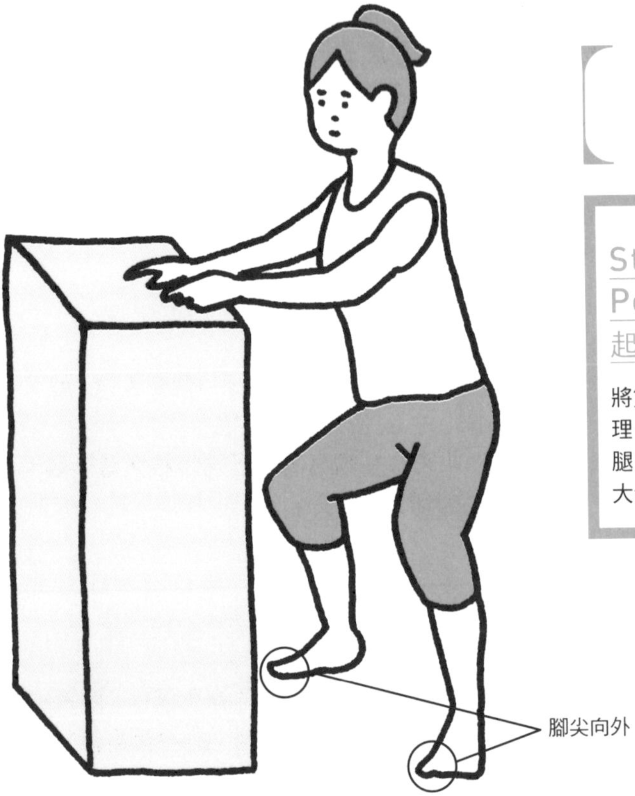

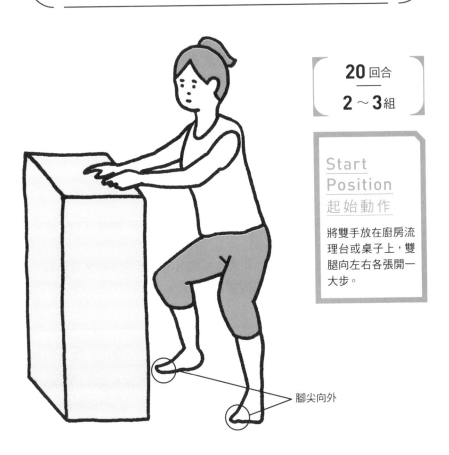

20 回合
2 ～ 3 組

Start Position 起始動作

將雙手放在廚房流理台或桌子上，雙腿向左右各張開一大步。

1 像是坐在椅子上一般，將膝蓋彎曲向下蹲，抬頭挺胸，腰背挺直。

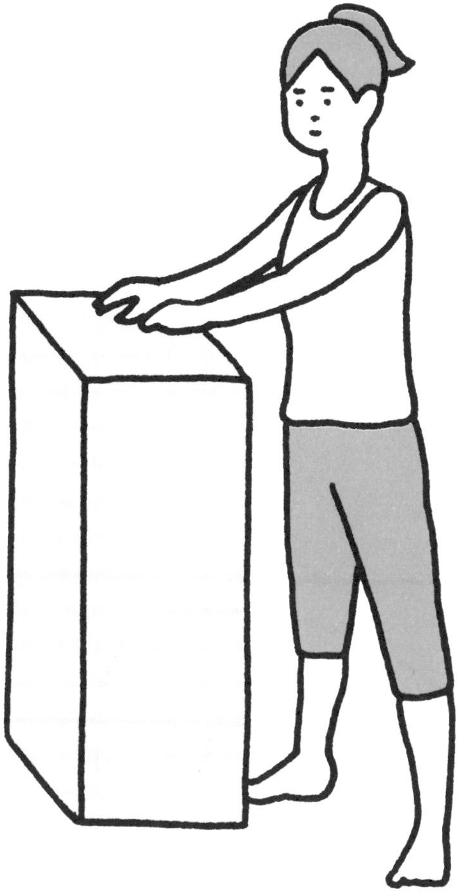

2 保持抬頭挺胸、腰背挺直的狀態，用4秒鐘的時間伸直膝蓋，站起身。

3 用4秒鐘回到步驟①。

跪姿抬腿

臀部

左右各 **20** 回合

2～**3**組

Start Position 起始動作

四肢著地。

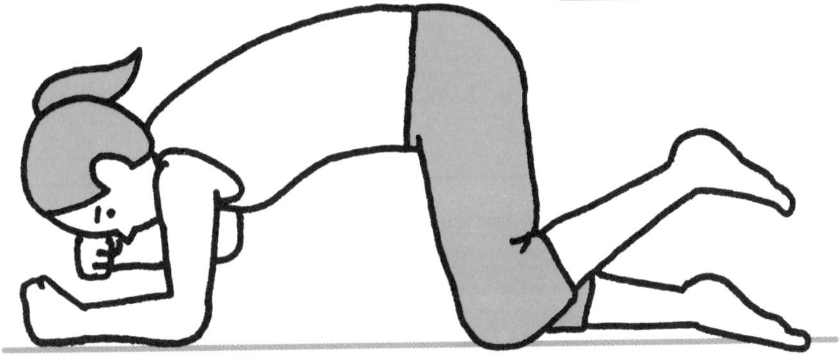

1 雙手握拳，將前臂撐在地面上。

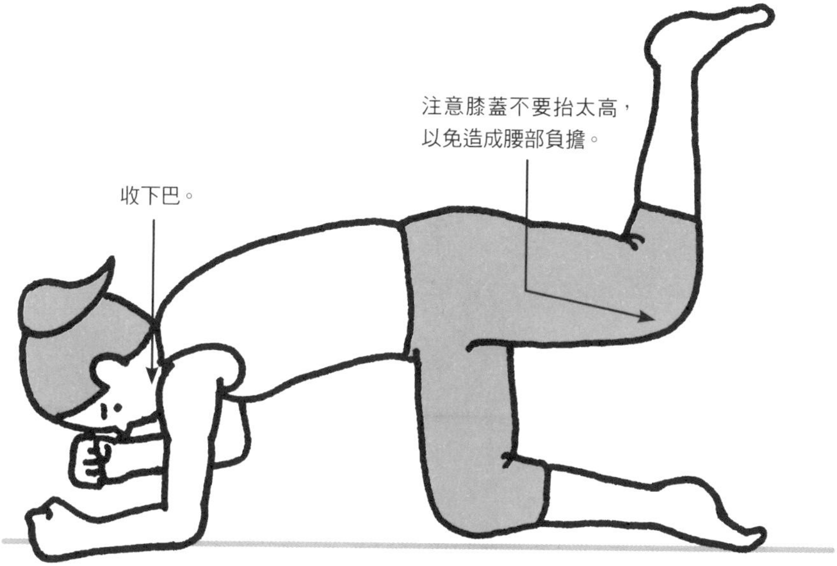
注意膝蓋不要抬太高，
以免造成腰部負擔。
收下巴。

2 左膝保持90度向上抬，
抬高時吐氣、放下時吸氣。

3 換右腳進行動作 ①～②。

肌肉訓練等級
第 2 個月
★★★

Month 2

弓箭步

大腿

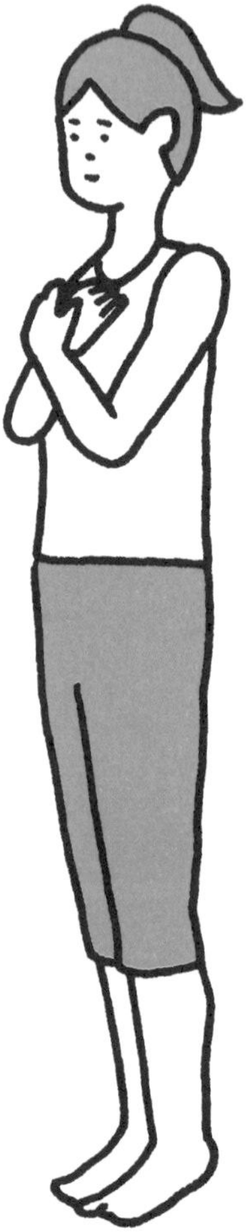

左右各 **20** 回合
2～3組

Start Position
起始動作

在地板上站直。

① 雙臂交叉於胸前。

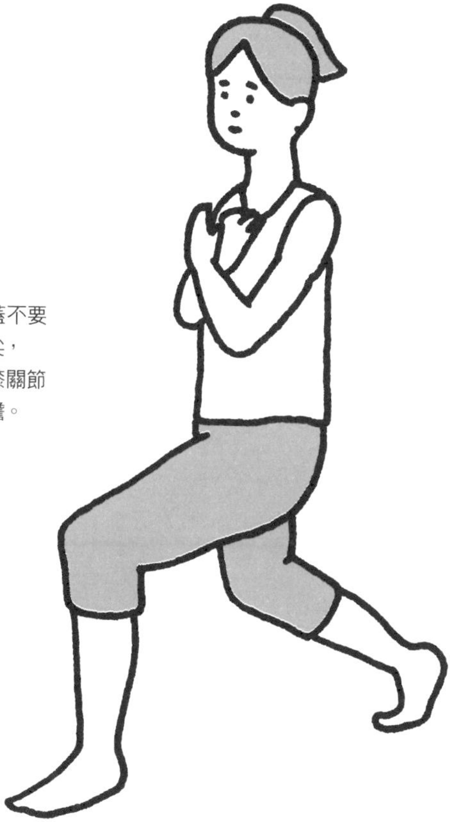

注意膝蓋不要
超出腳尖，
以免對膝關節
造成負擔。

2 左腳向前跨出一大步。

3 換右腳進行動作 ①～②。

仰臥直膝舉腿與抬臀

臀部

20 回合
2～3組

Start Position
起始動作

準備一張椅子。
仰躺在地板上。

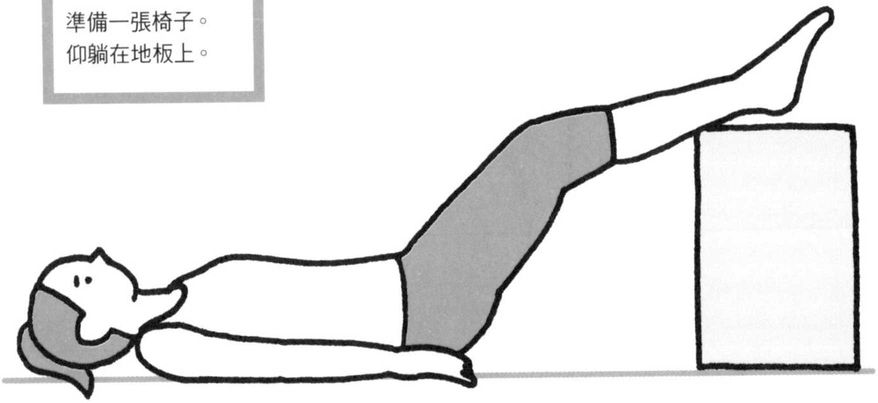

1 將雙腳的腳後跟放在椅子上。
雙手平放於地面。

2 將臀部與背部抬離地面。

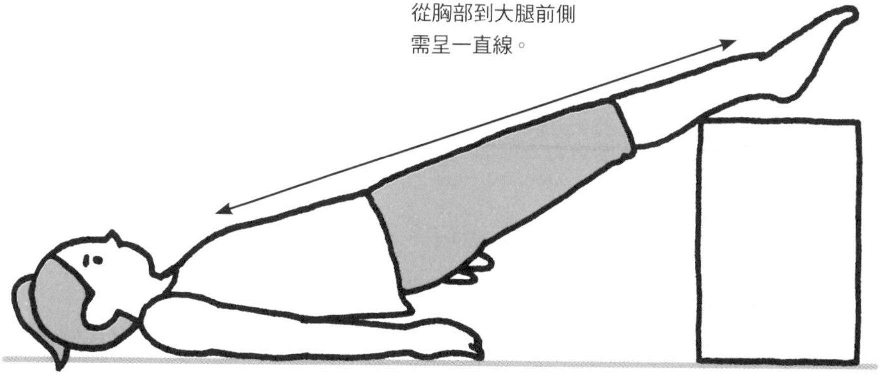

3 重複進行動作①～②。

爬樓梯，就能增加肌肉量

在日本，不運動的人占大多數。有運動習慣的人只占三分之一，而40世代有運動習慣的人更是不超過25％。對這些人來說，養成運動習慣並非易事。

同樣的運動，消耗的熱量會依年齡、性別、體重而有所差異。不過，原則上一天爬5分鐘樓梯約可消耗40大卡。而且如果在公司、車站完全不搭電梯，改爬樓梯，時間上絕對會超過5分鐘。

超過20歲的人，若不做任何訓練，肌肉將以每年1％的速度遞減。從來不運動的人，只要在日常生活中改爬樓梯，就算超過20歲，**肌肉量不僅可維持不墜，還會日漸增加，並轉變為易增肌的體質**。形成易增肌體質後，基礎代謝率便隨之上升，燃燒脂肪也更容易了。

若繼續保持不運動的生活習慣，就會迅速老化。爬樓梯運動的好處在於每天都可以進行；上班族每天至少能做5～10分鐘的訓練，每週5天，持續10～20年，也是相當好的運動習慣。

若是腰部或膝蓋有宿疾，請諮詢醫生是否適合爬樓梯。

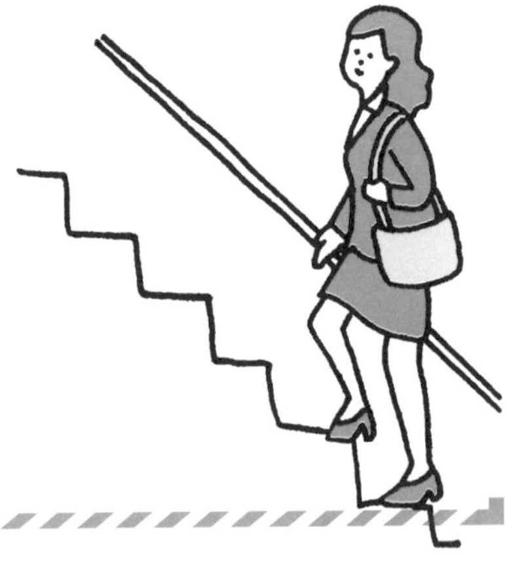

「忌食米飯仍然發胖」的人，有哪些共通點？

為了減肥而忌食碳水化合物、只吃蔬菜等食物的人，一開始體重會急速下降，但很快就會遇到瓶頸，苦惱於「老是瘦不下來」。

人從飲食中攝取醣類，醣類轉化為能量，供給腦部與身體運作所用，並在食用後數小時內消耗完畢。儲存於肝臟的肝醣會先被釋出，提供身體運作所需的能量。肝醣逐漸用罄後，身體便分解體脂肪，製造葡萄糖；同時也將蛋白質轉化為葡萄糖，產生能量供身體使用。身體正是以這樣的方式源源不絕地製造能量（葡萄糖）。不過，當蛋白質攝取不足時，身體為了要生產葡萄糖，就會分解肌肉——因為肌肉是另一個蛋白質寶庫。這稱為「糖質新生作用」，也是使肌肉減少的反彈機制。「忌食米飯仍然發胖」就是因為飲食習慣導致肌肉減少，形成易胖體質。這種情況下，即使鍛鍊肌肉，肌肉量仍會持續變少；也就是說，在肌肉訓練的同時減少肌肉量。

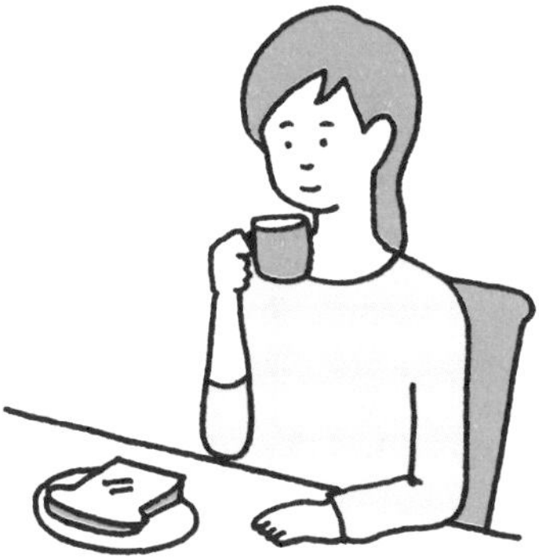

如果同時攝取醣類與脂肪，即使熱量不高，依然容易形成體脂肪。例如，

早餐是1片奶油吐司加1杯咖啡，就是「醣類＋脂肪」的搭配，容易使人發胖。假使換成1個麵包搭配蛋和水果，熱量更高，營養卻比較均衡。前者熱量雖然低，但缺乏蛋白質，且同時攝取了醣類與脂肪，更容易囤積成體脂肪。

以上兩種早餐，哪一種比較容易發胖呢？答案是前者。**我建議大家，要確實攝取蛋白質與碳水化合物，營養均衡，熱量即使高一點也沒關係。**

碳水化合物並非減重大敵

禁食碳水化合物能暫時減重，是因為體內水分減少的緣故。1分子碳水化合物（醣類）與3分子水結合，即1公克醣類附著3公克的水。**禁食碳水化合物會使體重下降，是因為體內的水分減少了，而非脂肪減少。**碳水化合物吃太多，並不會立即使體脂肪增加。

如果能均衡攝取各種養分，補給腦部與身體一日所需、多活動，就能消耗更多熱量，形成「不易發胖」的體質。

PART 2

恢復良好的姿勢

柔軟度測試

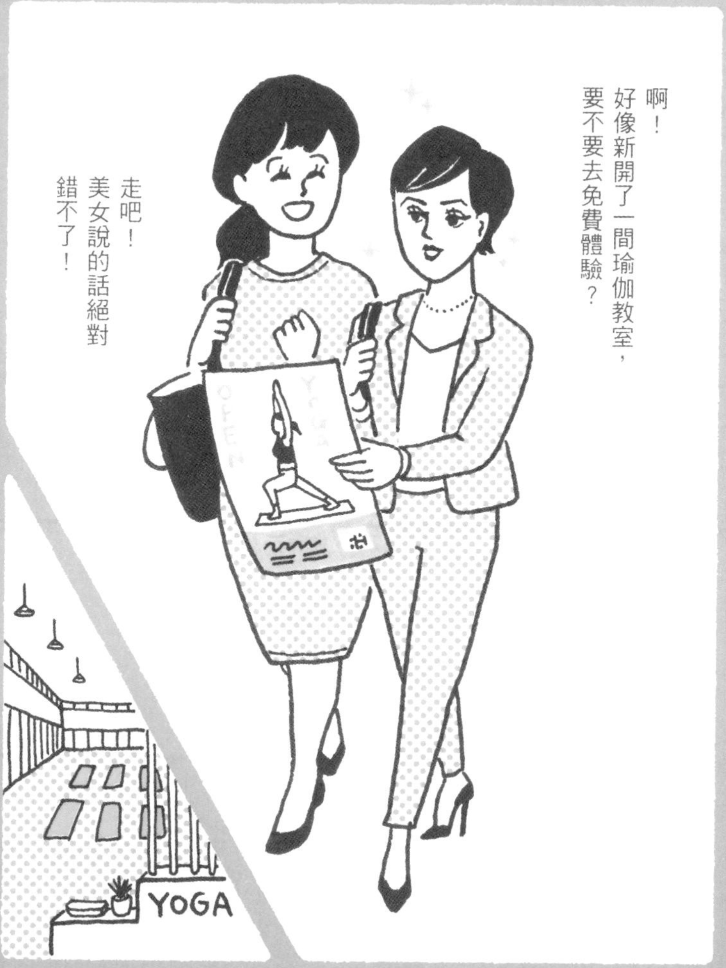
啊！好像新開了一間瑜伽教室，要不要去免費體驗？
走吧！美女說的話絕對錯不了！
YOGA

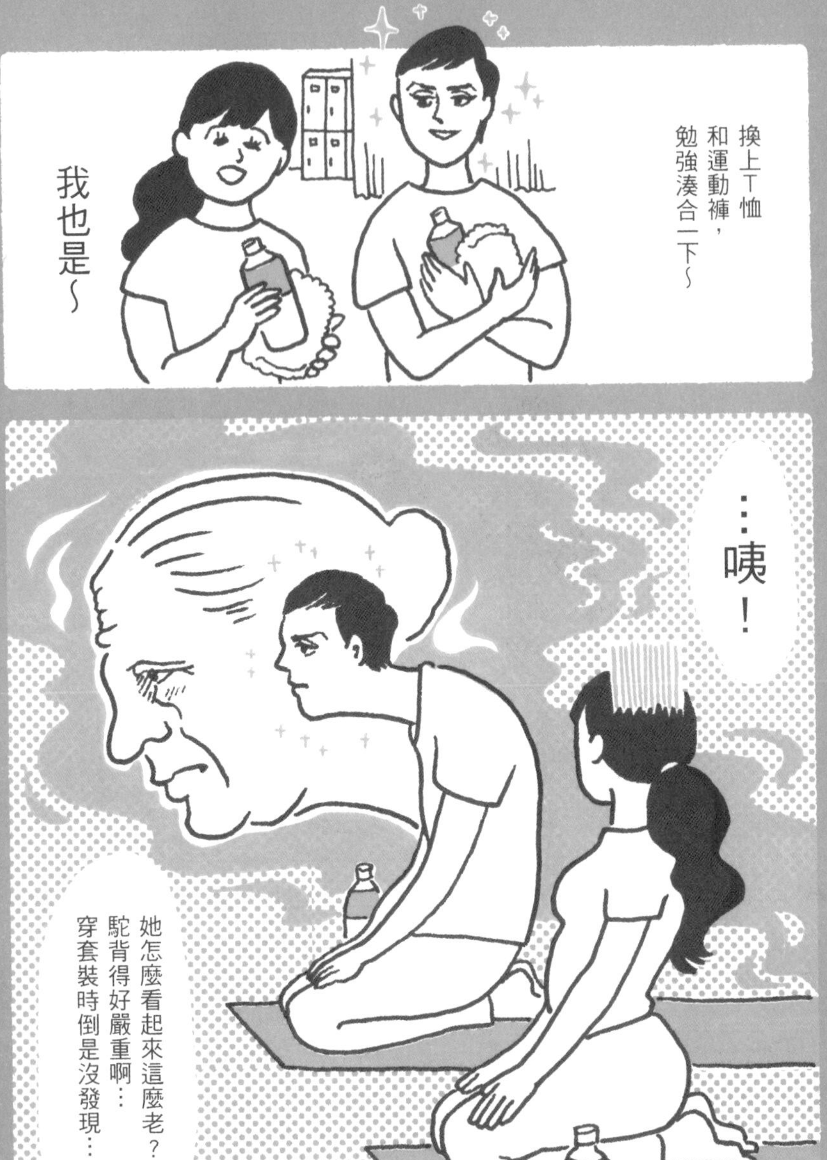
換上T恤和運動褲，勉強湊合一下～
我也是～
……咦！
她怎麼看起來這麼老？駝背得好嚴重啊……穿套裝時倒是沒發現……

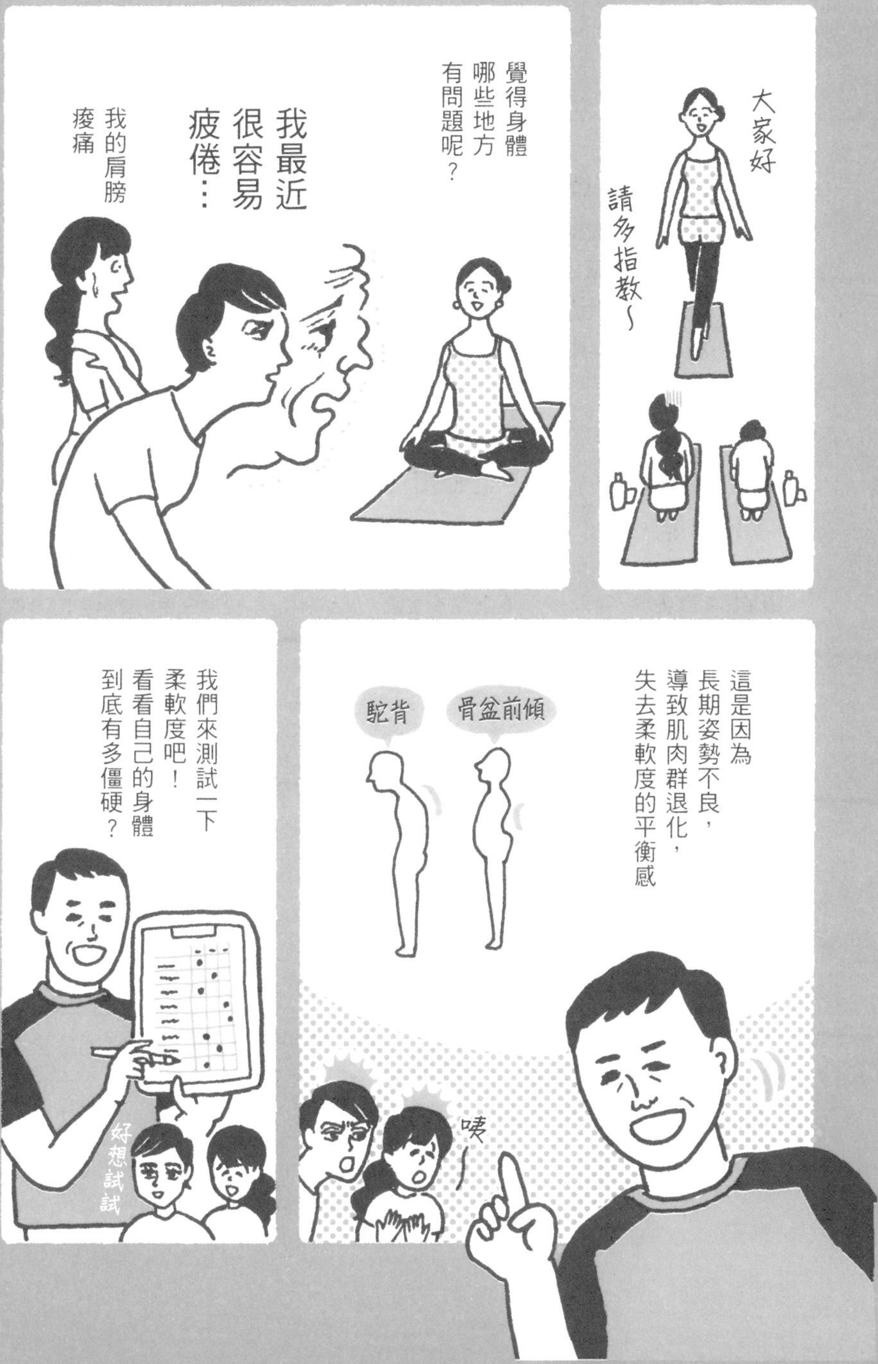
大家好
請多指教～
覺得身體哪些地方有問題呢？
我最近很容易疲倦……
我的肩膀痠痛
這是因為長期姿勢不良，導致肌肉群退化，失去柔軟度的平衡感
骨盆前傾
駝背
咦
我們來測試一下柔軟度吧！看看自己的身體到底有多僵硬？
好想試試

下半身柔軟度測試

肌肉量降低，柔軟度也會跟著變差。從20歲起，身體柔軟度開始變差，隨著年齡增長，情況會越來越嚴重。柔軟度之所以變差，主要原因是活動量減少。本書P34～47附有柔軟度測試，請大家試著做做看，來測量自己下半身的僵硬（或柔軟）程度。測試完畢後，請伸展僵硬的部位，柔軟度足夠的部位則不需要。

柔軟度過高

除非要參加運動比賽，必須做出特殊動作，否則一般人並不需要太高的柔軟度。柔軟度過高反而會降低關節的穩定度。與其每天做伸展運動，不如鍛鍊肌肉、增加肌肉量，更有助於提高關節穩定度。

柔軟度不足

柔軟度不足的人，關節活動範圍會受限，甚至會引發肌腱、肌肉痠痛的問題，也和各種運動障礙與骨骼歪斜有關。這類型的人，平時應該要多做伸展運動。肌肉量少也是柔軟度不足的原因之一，可藉由肌力訓練來提高柔軟度。

柔軟度適中

關節穩定，能降低運動障礙發生率，並讓你的力量發揮到極致。

柔軟度測試注意事項

1. 骨骼的平衡會受到手腳長短等不同因素所影響，為方便判斷，測試中某些部分會註明「○～○公分為正常範圍」或「○個拳頭大小」等。

2. 本書介紹的柔軟度測試未必能夠完全無誤地測量出每個人的肌肉柔軟度。因為骨骼不正、運動傷害、體型差異、平衡感等，都對柔軟度有極大的影響。如果要更正確地判斷柔軟度，建議向專家進一步諮詢。

下半身柔軟度 自我測試表

1	大腿後側〔膕旁肌〕		P34～35
	□ 柔軟度不足	□ 柔軟度適中	□ 柔軟度過高
2	大腿前側〔股四頭肌〕		P36～37
	□ 柔軟度不足	□ 柔軟度適中	□ 柔軟度過高
3	臀部〔臀大肌〕		P38～39
	□ 柔軟度不足	□ 柔軟度適中	□ 柔軟度過高
4	大腿內側〔髖內收肌群〕		P40～42
	□ 柔軟度不足	□ 柔軟度適中	□ 柔軟度過高
5	骨盆側面〔髖外展肌群〕		P42～43
	□ 柔軟度不足	□ 柔軟度適中	□ 柔軟度過高
6	小腿肚〔小腿三頭肌〕		P44～45
	□ 柔軟度不足	□ 柔軟度適中	□ 柔軟度過高
7	背脊〔闊背肌〕		P46～47
	□ 柔軟度不足	□ 柔軟度適中	□ 柔軟度過高

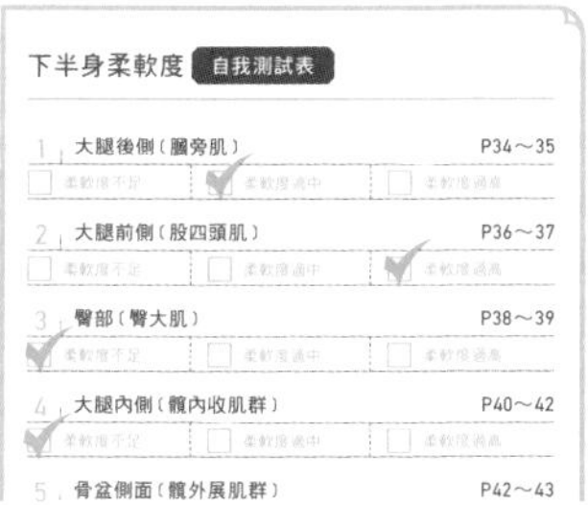

測試表使用方法

1. 請依照P34～47所介紹的姿勢，試著伸展你的身體。
2. 依據柔軟度自我測試表，檢查你的柔軟度高低。
3. 僅在「柔軟度不足」打勾✔的部位，進行伸展運動。

柔軟度測試 1

大腿後側〔膕旁肌〕

Start Position
起始動作

仰躺地面，雙手將單腿抬高。另一腳放在地板上，測試腳可以抬到多高。

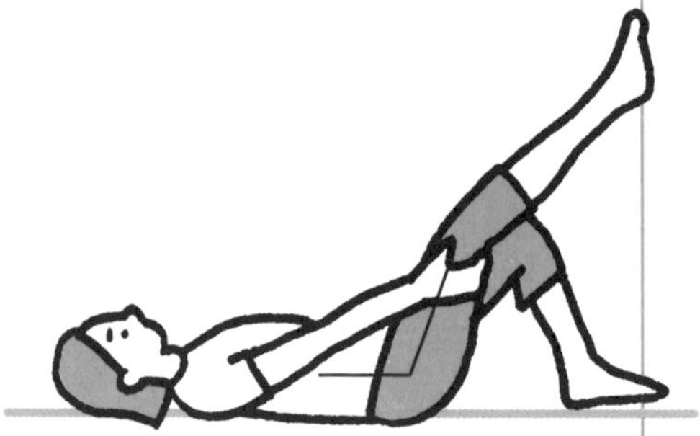

膕旁肌

大腿後側的肌肉，由股二頭肌、半腱肌及半膜肌所組成，腳向後踢時會使用到這些部位的肌肉。膕旁肌衰退或僵硬時，肌肉便容易拉傷。此時，伸展運動能幫助你將步伐轉為輕盈，也能預防腿部水腫與骨盆後傾。

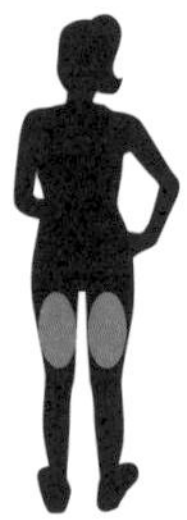

☑ 太僵硬！柔軟度不足

當腳抬高時，髖關節與地面的角度無法大於90度。

太僵硬時…

走路步伐會變小。
容易跌倒。
肌肉容易拉傷。

↓

請進行P70～75的伸展運動，來提高柔軟度。每天練習，以3個月後達到「柔軟度適中」為目標。

太柔軟！柔軟度過高

腿拉直時，髖關節與地面的角度大於90度，而且還能繼續往前拉。

太柔軟時…

髖關節容易不穩定，肌肉、關節的負擔也會增加。

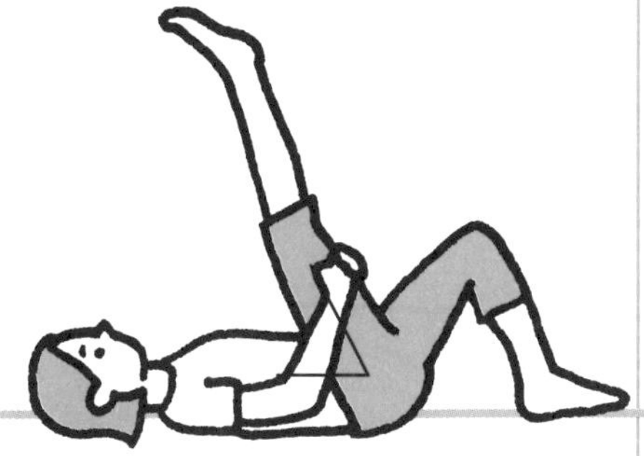

不需再進行伸展運動。請進行肌肉訓練，增加關節穩定度對你而言更加重要。

柔軟度適中

腿完全拉直時，髖關節與地面約呈 90 度。

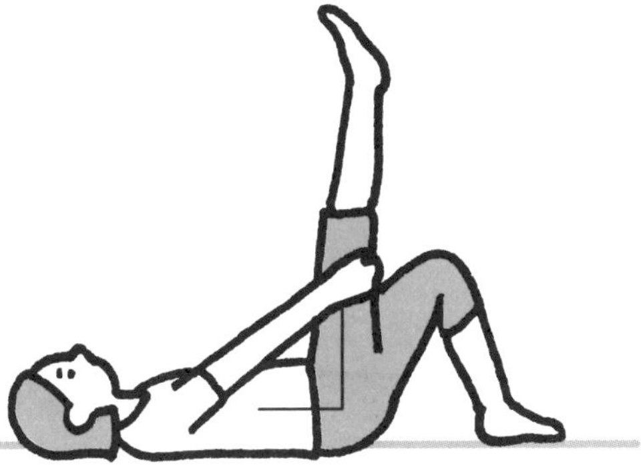

運動過後或感到疲勞時，請進行P70～75的伸展運動來維持柔軟度。目標並非達成過高的柔軟度，而是維持目前的良好狀態。

柔軟度測試 2

大腿前側（股四頭肌）

Start Position 起始動作

臉部朝下，趴臥在地板上（身體柔軟的人改為仰躺），單膝彎曲，單手抓住同側腳踝，另一腳放在地板上。測試能否抓得到腳踝。

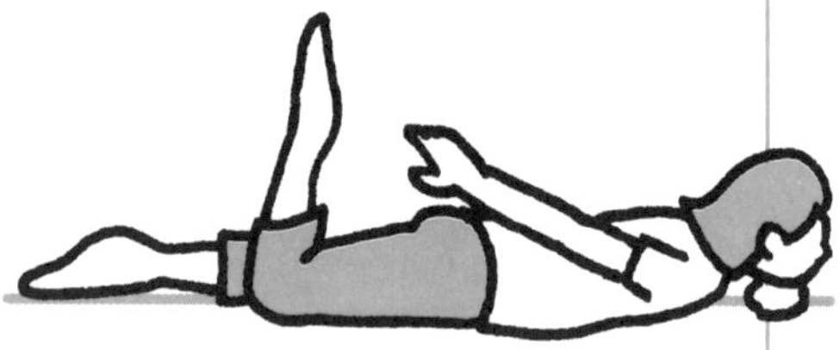

股四頭肌

位於大腿前側的肌肉，是由股直肌、股外側肌、股內側肌、股中間肌所組成，面積相對較大。長時間站著工作可能會使這個部位肌肉僵硬，導致腿部疲勞，所以需要經常伸展。

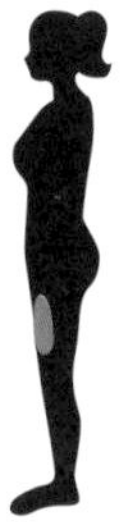

☑ 太僵硬！柔軟度不足

手抓不到腳踝。

太僵硬時…

容易腰痛。
骨盆容易前傾。

↓

請進行P76～79的伸展運動，來提高柔軟度。請每天練習，以3個月後達到「柔軟度適中」為目標。

太柔軟！柔軟度過高

雙膝彎曲，身體能輕鬆向後倒臥，而且膝蓋不會往上翹起。

太柔軟時……

髖關節與膝關節容易不穩定，也會增加肌肉與關節的負擔。

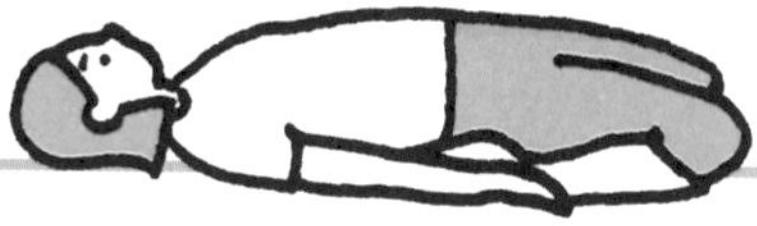

不需再進行伸展運動。請進行肌力訓練，增加關節穩定度對你而言更加重要。

柔軟度適中

將腳踝拉到腳後跟，與臀部距離5～10公分，而且此時不會感覺到腰痛。

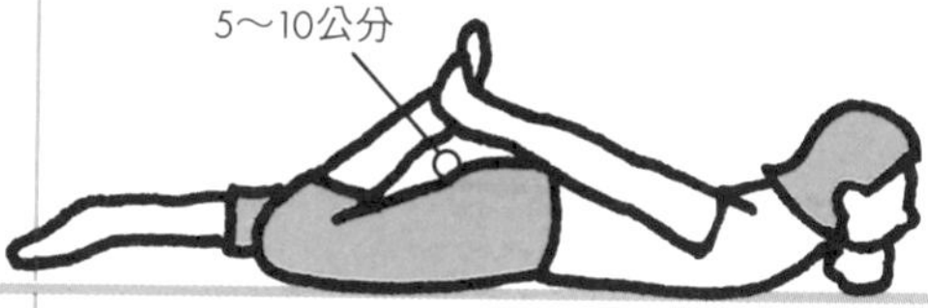

運動過後或感覺疲勞時，請進行P76～79的伸展運動，以維持柔軟度。目標並非達成過高的柔軟度，而是維持目前的良好狀態。

柔軟度測試 3

臀部〔臀大肌〕

Start Position 起始動作

坐在地板上，單膝彎曲。
雙手將膝蓋以下的部位平行抬高。
請特別注意抬高的方式。

臀大肌

位於臀部的大肌肉，連接腰部與下半身，也負責穩定骨盆。走路或跑步時會吸收來自地面的衝擊力，因此容易疲勞。臀大肌僵硬可能會引起腰痛。

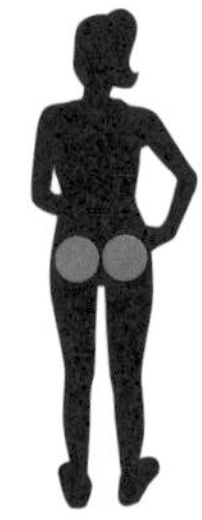

太僵硬！柔軟度不足

雙手抬高膝下部位時，小腿無法與地面保持平行。

太僵硬時…

骨盆容易前傾。
容易腰痛。

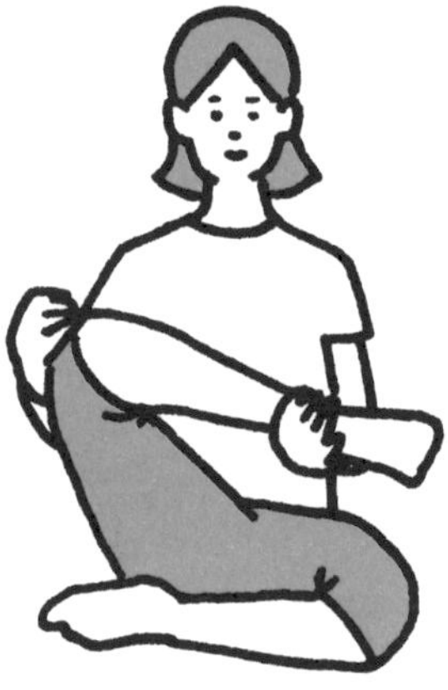

請進行P80～82的伸展運動，來提高柔軟度。請每天練習，以3個月後達到「柔軟度適中」為目標。

太柔軟！柔軟度過高

雙手抬高膝下部位時，可輕鬆地把腳踝內側抬到下巴附近。

太柔軟時…

髖關節與膝關節容易不穩定，也會增加肌肉與關節的負擔。

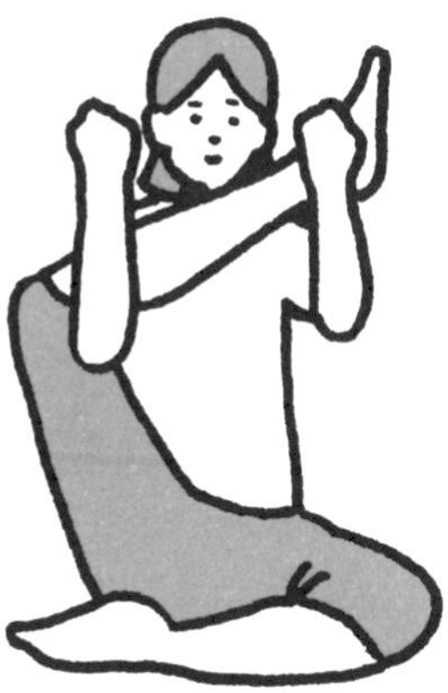

不需再進行伸展運動。請進行肌力訓練，增加關節穩定度對你而言更加重要。

柔軟度適中

雙手抬高膝下部位時，可以輕鬆地把小腿抬到與地面平行的高度。

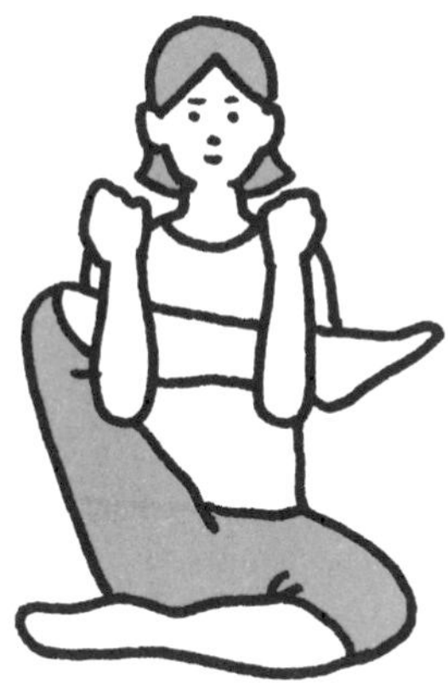

運動過後或感覺疲勞時，請進行P80～82的伸展運動，以維持柔軟度。目標並非達成過高的柔軟度，而是維持目前的良好狀態。

柔軟度測試 4

大腿內側〔髖內收肌群〕

Start Position
起始動作

坐在地板上，將雙腳腳掌相對併攏。
柔軟度高的人，能將雙腳打開到180度。
測試髖關節能夠伸展的程度。

髖內收肌群

位於大腿內側的肌肉，包括恥骨一帶。當進行步行等動作時，負責穩定髖關節。這個部位的肌肉如果太僵硬，容易引起骨盆前傾與腰痛。

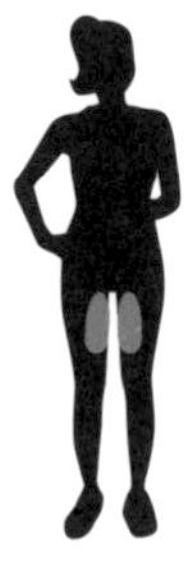

太僵硬！柔軟度不足

坐在地板上，將雙腳腳掌相對併攏時，膝蓋與地面距離3個拳頭以上。

太僵硬時…

步伐會變小，進而形成O形腿。容易跌倒，腰部、膝蓋也容易疼痛。

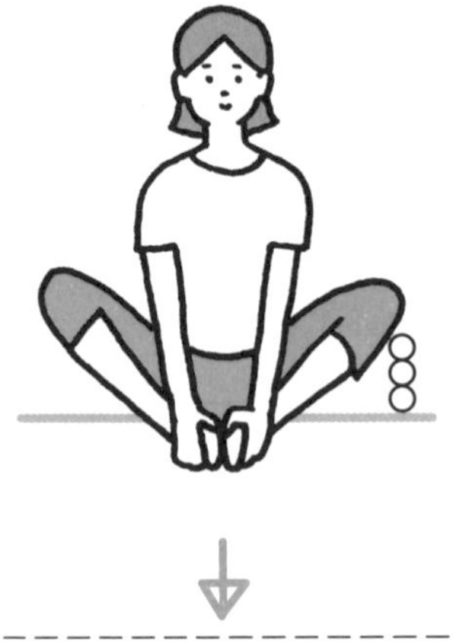

請進行P83～85的伸展運動，來提高柔軟度。請每天練習，以3個月後達到「柔軟度適中」為目標。

太柔軟！柔軟度過高

坐在地板上時，雙腳可以打開呈180度

太柔軟時…

髖關節不穩定，也會增加肌肉與關節的負擔。

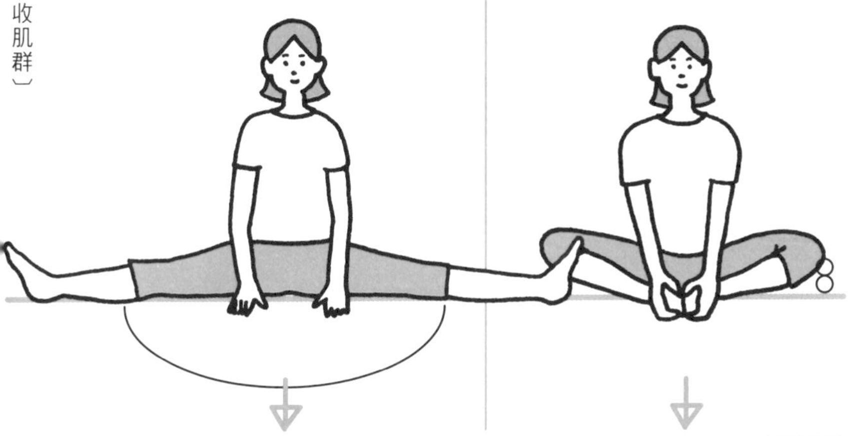

不需再進行伸展運動。請進行肌力訓練，增加關節穩定度對你而言更加重要。

柔軟度適中

坐在地板上，將雙腳腳掌相對併攏時，膝蓋與地面距離約2個拳頭。

運動過後或感覺疲勞時，請進行P83～85的伸展運動，以維持柔軟度。目標並非達成過高的柔軟度，而是維持目前的良好狀態。

柔軟度測試 5

骨盆側面〔髖外展肌群〕

Start Position
起始動作

側躺在床沿，
將單腳放鬆垂下。
測試伸直的那隻腳自然垂下的程度。

髖外展肌群

由臀中肌、闊筋膜張肌等肌肉所組成。臀中肌位於臀部左右兩側，劈腿、行走時都會使用到這個部位的肌肉。闊筋膜張肌位於大腿上方外側，負責髖關節的彎曲與伸展。其中任一部位有僵硬情況時，都會引起腰部與膝蓋疼痛，必須多加注意。

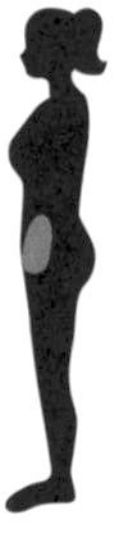

太僵硬！柔軟度不足

側躺在床沿，將單腳放鬆任其自然垂下時，腳無法垂落到床下。

太僵硬時…

腰部、膝蓋容易疼痛。
骨盆容易前傾。

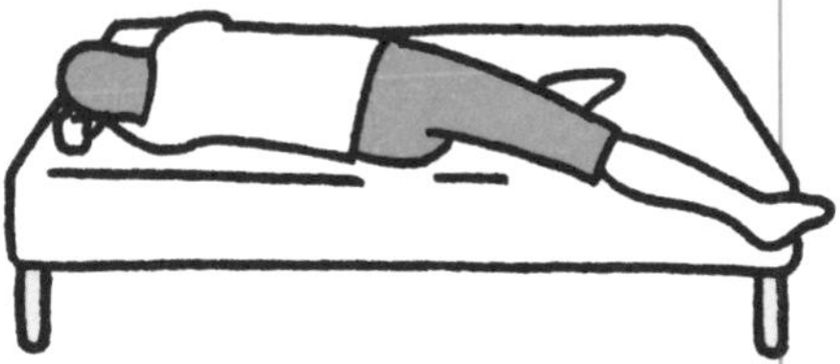

請進行P86～88的伸展運動，來提高柔軟度。請每天練習，以3個月後達到「柔軟度適中」為目標。

太柔軟！柔軟度過高

側躺在床沿，將單腳放鬆任其自然垂下，腳能輕鬆垂落到床下，甚至觸及地面，完全沒有正在「伸展」的感覺。

太柔軟時…

髖關節與膝關節不穩定，也會增加肌肉與關節的負擔。

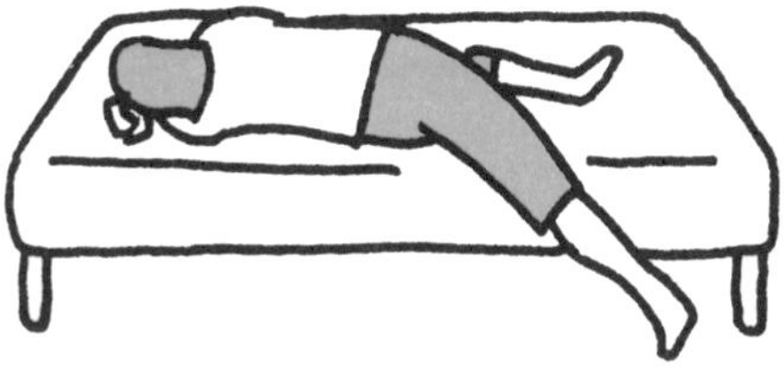

不需再進行伸展運動。請進行肌力訓練，增加關節穩定度對你而言更加重要。

柔軟度適中

側躺在床沿，將單腳放鬆任其自然垂下時，腳能輕鬆垂落到床下。

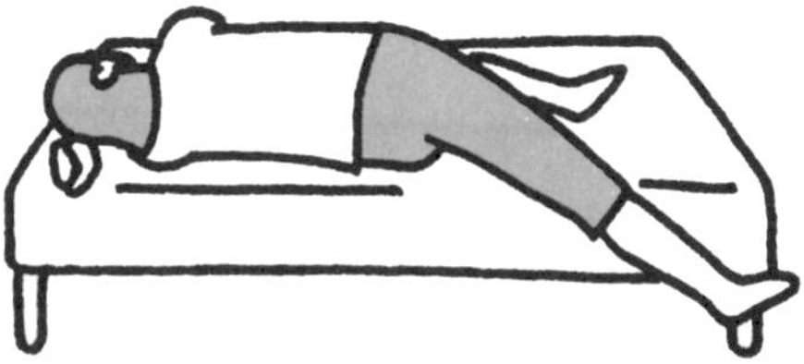

運動過後或感覺疲勞時，請進行P86～88的伸展運動，以維持柔軟度。目標並非達成過高的柔軟度，而是維持目前的良好狀態。

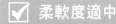

柔軟度測試 6

小腿肚〈小腿三頭肌〉

Start Position
起始動作

身體站直，將雙手手心貼在地板上。測試腳後跟是否能著地。

小腿三頭肌

包括腓腸肌與比目魚肌，是腳腓（小腿肚）肌肉的總稱。膝關節與踝關節彎曲時會使用到腓腸肌。比目魚肌與腓腸肌有連動關係，腳踝伸展時會用到這個部位。長時間站立時，容易疲累、水腫。

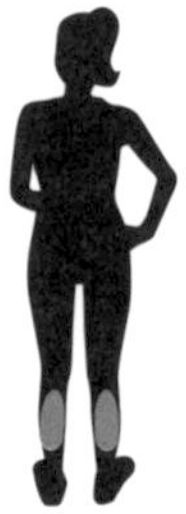

太僵硬！柔軟度不足

雙手放在地板上時，雙腳後腳跟無法觸及地面。

太僵硬時…

小腿容易疲倦、浮腫。

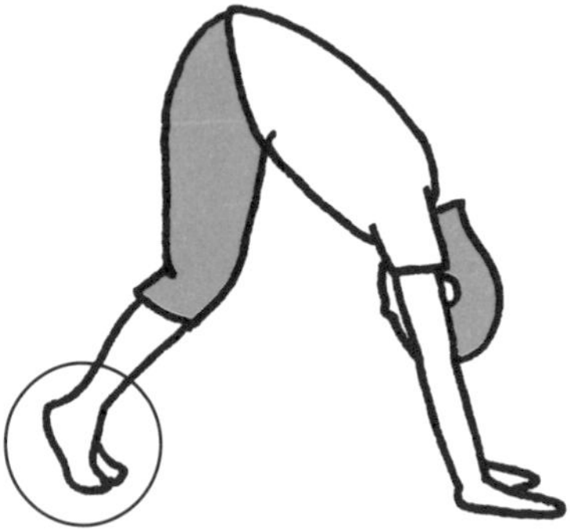

請進行P89～91的伸展運動，來提高柔軟度。請每天練習，以3個月後達到「柔軟度適中」為目標。

太柔軟！柔軟度過高

在雙腳腳尖下放置一本百科辭典或電話簿，使膝蓋在完全伸直、雙手指尖碰得到地面的狀態下，做到站立前彎。

太柔軟時…

踝關節與膝關節不穩定，也會增加肌肉與關節的負擔。

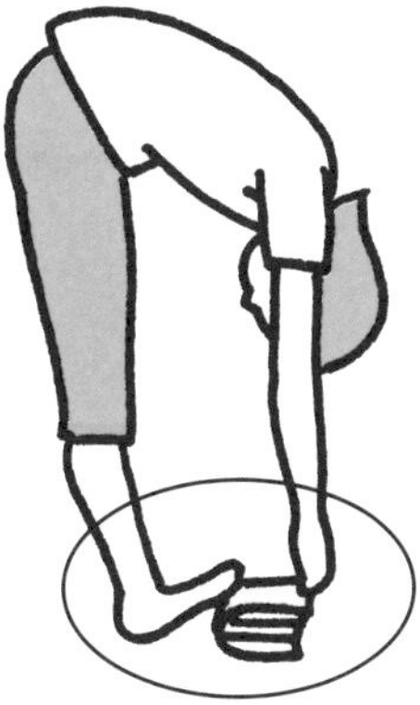

不需再進行伸展運動。請進行肌力訓練，增加關節穩定度對你而言更加重要。

柔軟度適中

雙手放在地板上時，在膝蓋完全伸直的狀態下，雙腳後腳跟能夠完全著地。

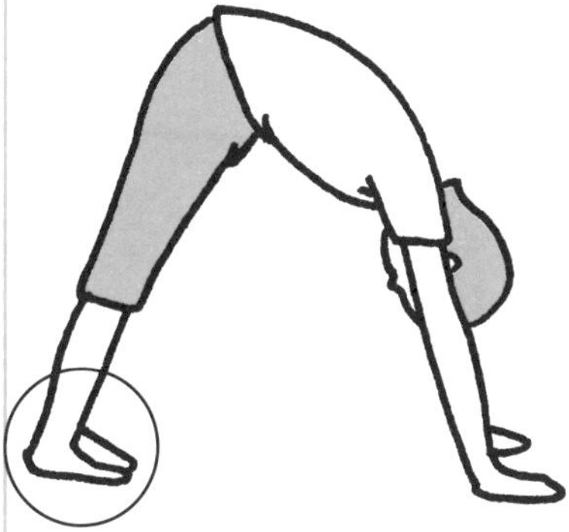

運動過後或感覺疲勞時，請進行P89～91的伸展運動，以維持柔軟度。目標並非達成過高的柔軟度，而是維持目前的良好狀態。

柔軟度測試 7

背脊〔闊背肌〕

Start Position 起始動作

仰躺在地板上，雙臂朝頭部延伸平舉。測試雙臂與地板之間的距離。

太僵硬！柔軟度不足

雙臂平舉時，與地面的距離很遠。

太僵硬時…

容易引起背部緊繃或疲勞，頸部、肩膀痠痛，也容易駝背。

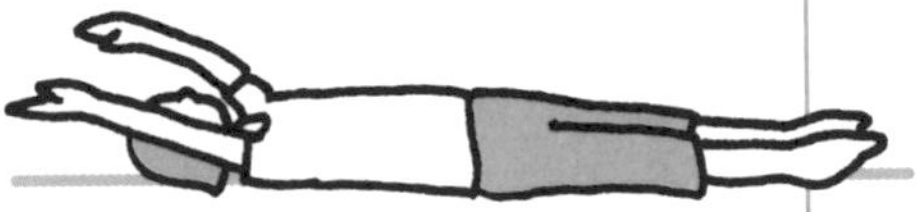

請進行P92～94的伸展運動，來提高柔軟度。請每天練習，以3個月後達到「柔軟度適中」為目標。

闊背肌

範圍從腋下、背部直到腰部，是人體最大面積的肌肉，在拖、拉物品時會使用到。這個部位僵硬時，會引起背部緊繃或疲勞，使手臂難以抬高。

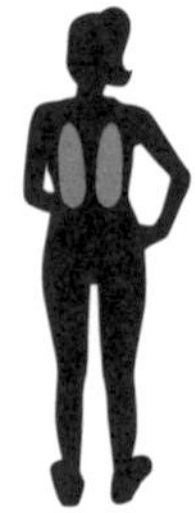

太柔軟！柔軟度過高

雙臂平舉時，能輕鬆地緊貼著地面。

太柔軟時…

肩關節容易不穩定，也會增加肌肉與關節的負擔。

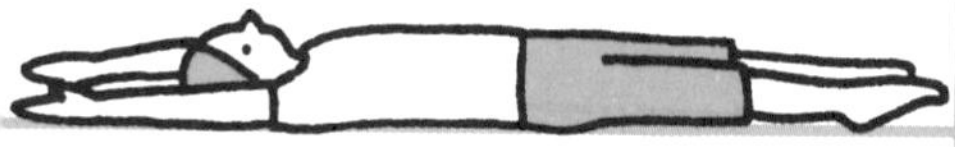

不需再進行伸展運動。請進行肌力訓練，增加關節穩定度對你而言更加重要。

柔軟度適中

雙臂平舉時，能夠輕鬆放在地板上。

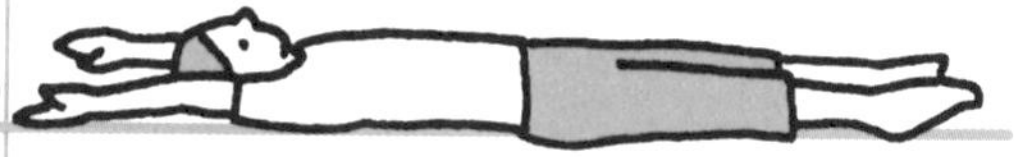

運動過後或感覺疲勞時，請進行P92～94的伸展運動，以維持柔軟度。目標並非達成過高的柔軟度，而是維持目前的良好狀態。

善用瑜伽彈力球來代替椅子

近來，依據人體工學而製造的高機能椅大受歡迎。這種椅子確實能避免腰部負擔過大，卻會妨礙肌肉的鍛鍊。把身體靠在這類椅子上，就像穿了塑身衣一樣，肌肉不會為了維持正確姿勢而動起來，反而漸漸走向衰退。

請盡量維持正確坐姿，即使一天只有30分鐘也好。如果只依賴方便、輕鬆的物品，肌肉就會相應減少活動。坐辦公桌本來就不會使用到肌肉，希望大家能**有意識地用自己的肌肉維持正確坐姿，即使時間很短，也總比都沒有來得好**。

最好的方法是用瑜伽彈力球代替椅子，每天坐30分鐘或1小時。瑜伽彈力球是以橡膠製成，坐在上面時，身體會搖搖晃晃的。為了要保持身體的穩定，下半身、腹部、背部的肌肉都會總動員，以維持姿勢。使用瑜伽彈力球，相當於坐著鍛鍊肌肉；而肌肉為了防止身體不穩定而活動，將會促使小腦運作活躍，這也是一種腦部訓練。

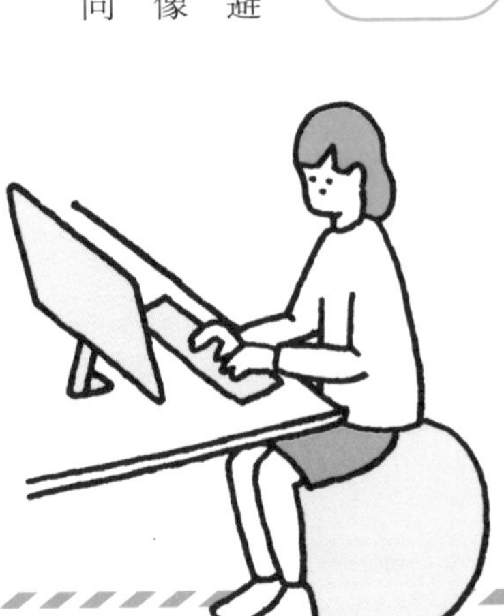

你是真的累了嗎？

疲勞可分為身體疲勞與大腦疲勞。當我們感到「今天好累」時，通常都是因為思考、操心、煩惱等造成的大腦疲勞。至於，你覺得「今天累了不想運動」、「好累，暫時別運動吧」，這時，應該先弄清楚，你累的是身體還是頭腦？

如果累的是大腦，運動反而能讓你恢復精神，身心舒暢；如果累的是身體，那就去休息、睡覺吧！

我認為身體疲勞與大腦疲勞是兩回事。以前，我每個月都會有一天，在研習會對學員講6小時的課。整天課程結束後，疲倦感總是一擁而上，簡直比跑10公里、20公里更累。不過我知道，上課的疲累來自於用腦過度；所以不管多累、多想睡覺，我都會出門慢跑，這麼一來，原本的疲倦感就會一掃而空。

你或許會覺得難以置信——那麼累了還去跑步？不信的話，不妨親自試一試。一旦嘗過運動後神清氣爽的感覺，每當你大腦疲勞，就一定會去運動，享受那種暢快感！

吃肉讓你容易變瘦

許多人把吃肉這件事視為減肥大敵。肉類的確是高熱量、高脂肪的食物，難怪會讓人這麼想。但如果不吃肉，身體的蛋白質不足，便無法製造肌肉，使肌肉量減少。**如此一來，可能導致基礎代謝率下降，形成易胖體質**。為了不累積多餘的體脂肪，吃肉時，必須選擇含有優良蛋白質的部位。

優良蛋白質指「胺基酸評分」100分的蛋白質。蛋白質約由20種胺基酸所組成，其中有9種「必須胺基酸」無法由人體所製造，必須從飲食中攝取。所謂「胺基酸評分100分」的蛋白質，指富含所有胺基酸、含量均衡、都達到100分、人體吸收率高的蛋白質。

以下食品成分表中標示了主要食品的「胺基酸評分」。其中100分的包括雞胸肉、雞柳、豬里肌等肉類，以及蛋、鮪魚瘦肉、鮪魚罐頭等。攝取蛋白質時，選擇「胺基酸評分100分」的優良蛋白質，對減肥相當有效。

主要食品的胺基酸評分

食品	胺基酸評分
白米	65
麵粉	44
黃豆	86
雞蛋	100
牛奶	100
牛肉（上腰肉）	100
豬肉（里肌）	100
雞胸肉、雞柳	100
鮪魚（瘦肉）	100
鮭魚	100
鮪魚罐頭	100
蛤蜊	81
青椒	68
馬鈴薯	68

※ 出自《日本食品成分表 2018 七訂》

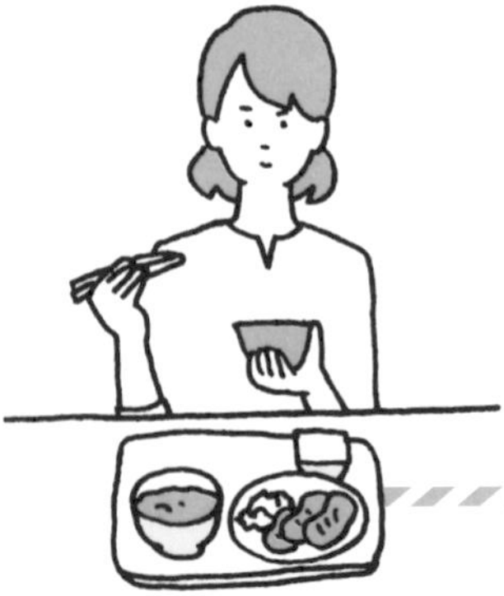

PART 3

維持身材不走樣

肌力訓練第 3 ～ 4 個月

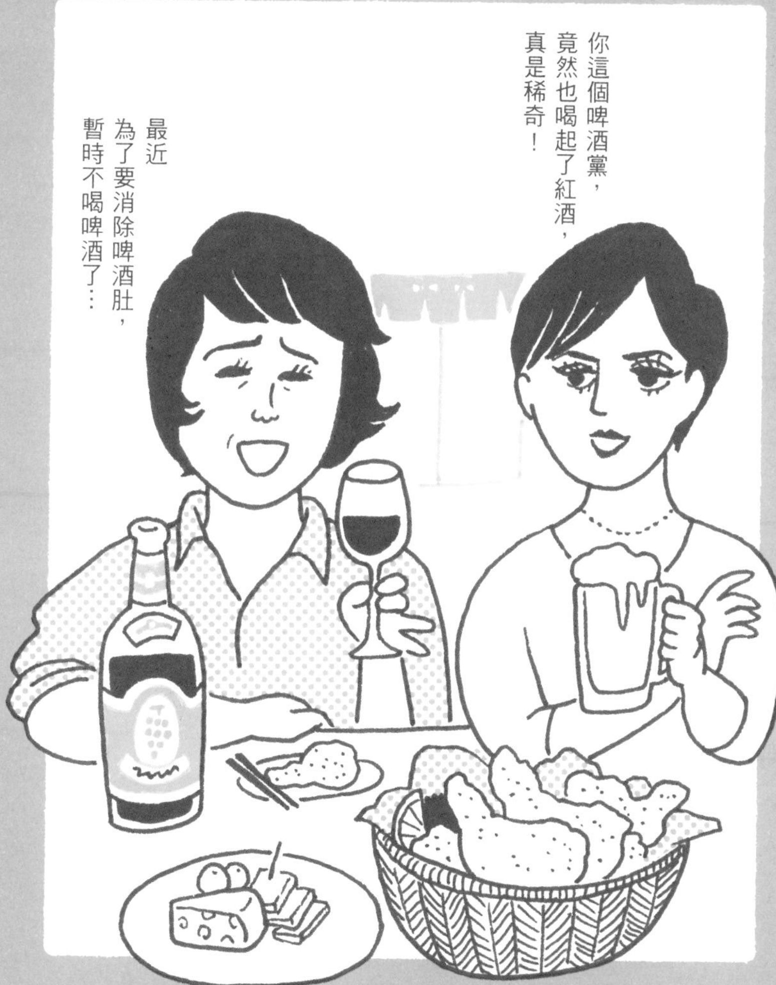
你這個啤酒黨，竟然也喝起了紅酒，真是稀奇！
最近為了要消除啤酒肚，暫時不喝啤酒了⋯

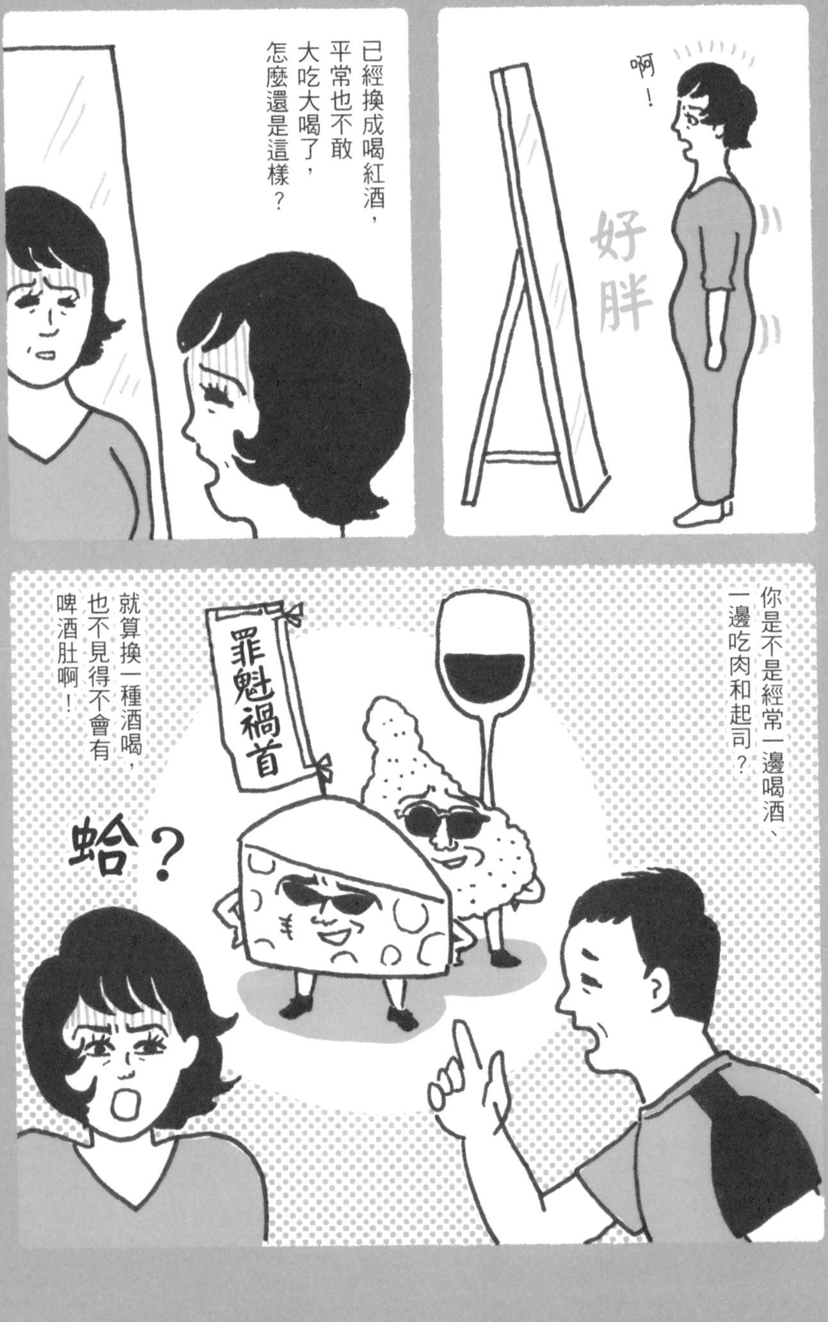
啊！
好胖
已經換成喝紅酒，
平常也不敢
大吃大喝了，
怎麼還是這樣？
你是不是經常一邊喝酒、
一邊吃肉和起司？
罪魁禍首
蛤？
就算換一種酒喝，
也不見得不會有
啤酒肚啊！

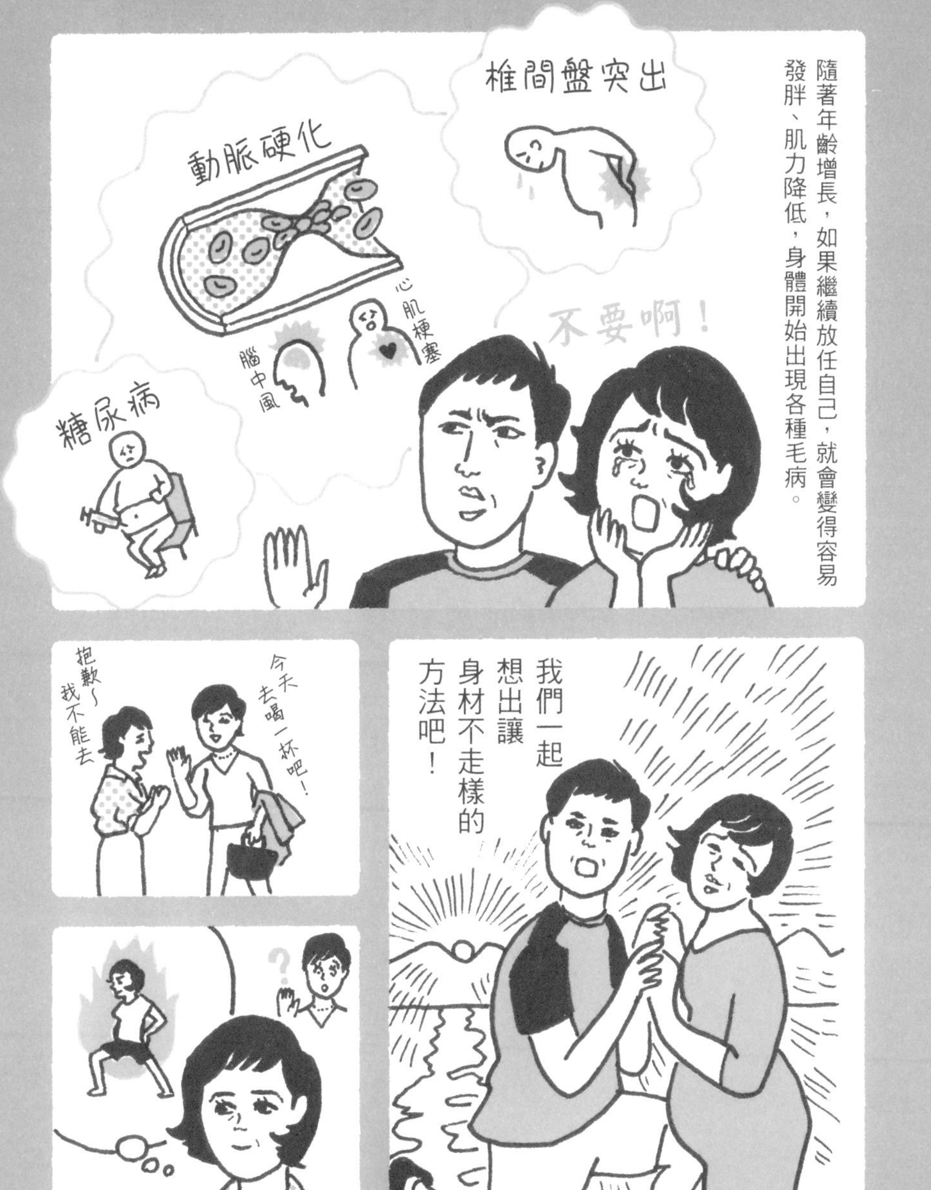
隨著年齡增長，如果繼續放任自己，就會變得容易發胖、肌力降低，身體開始出現各種毛病。
椎間盤突出
動脈硬化
心肌梗塞
腦中風
糖尿病
不要啊！
我們一起想出讓身材不走樣的方法吧！
今天去喝一杯吧！
抱歉～我不能去

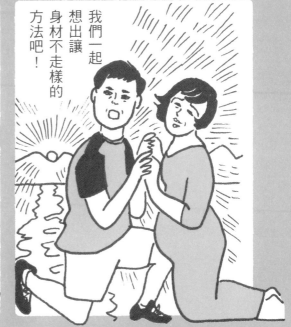

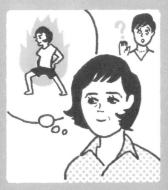

Month 3

肌力訓練等級
第 3 個月
★★★

前後跨步蹲

大腿

1 將雙手交叉在背後，右腳向前跨出一步，且膝蓋不要超過腳尖。

20 回合
2～3組

Start Position
起始動作

在地板上站直。

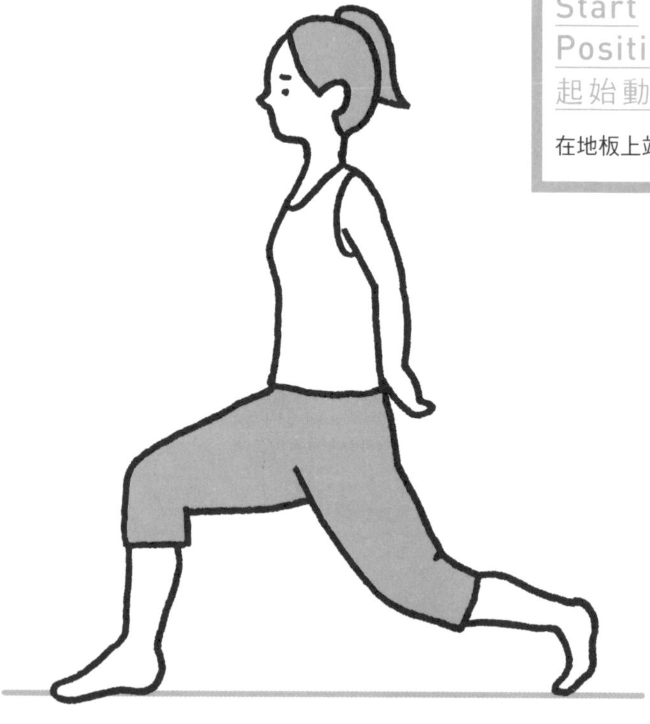

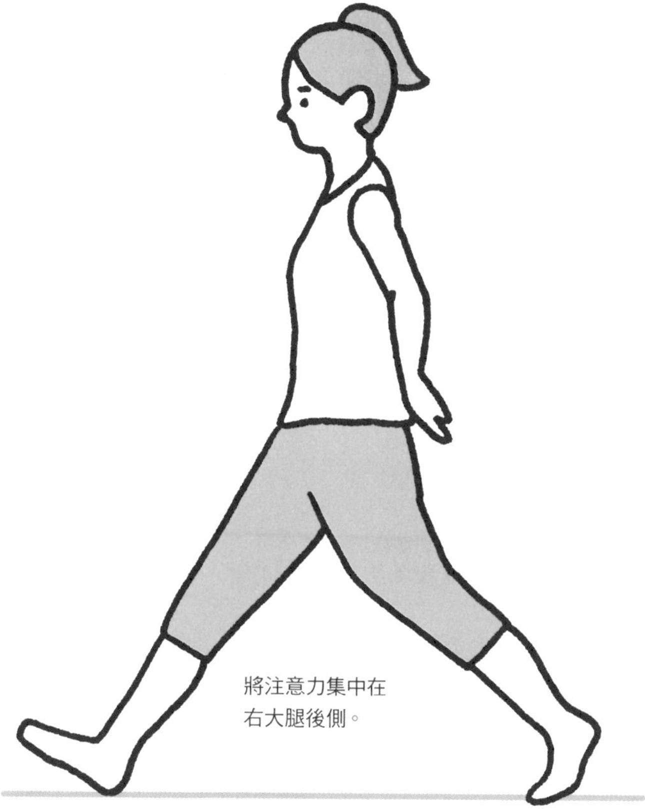

2 右腳腳尖往上翹，膝蓋伸直，
由後方支撐身體重量。

3 換左腳進行動作 ①～②。

平躺抬臀

臀部

20 回合
2～3組

Start Position
起始動作

仰躺在地板上。

1 將雙手平放在地板上，
膝蓋拱起，
雙腿張開到與骨盆同寬。

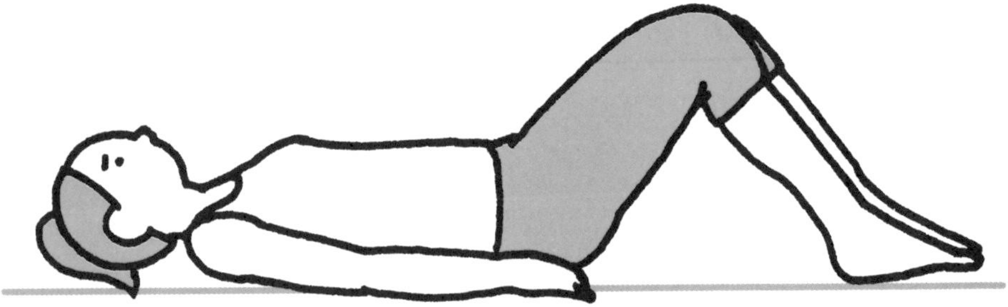

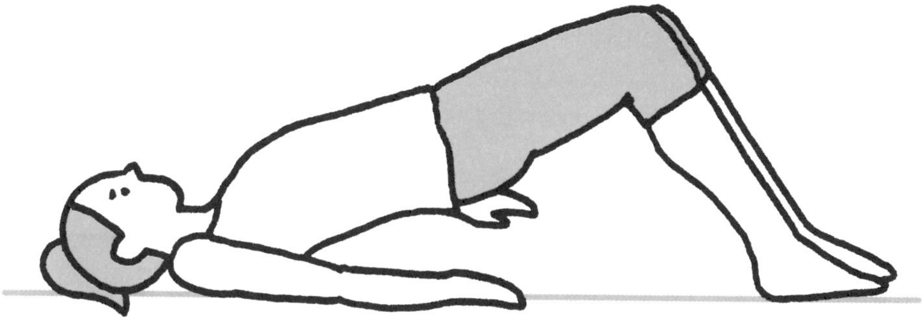

2 臀部向上抬高，保持膝蓋到肩膀呈一直線，
維持3秒鐘。

3 重複動作 ①～②。

肌力訓練等級
第 4 個月
★★★

Month 4

單腳深蹲

大腿

左右各 **20** 回合
2～3組

1 將右腳向後退一大步，膝蓋下彎。
雙手齊放在前方的大腿上，
形成前傾姿勢。

Start Position
起始動作

站在地板上，兩腳張開與腰同寬。

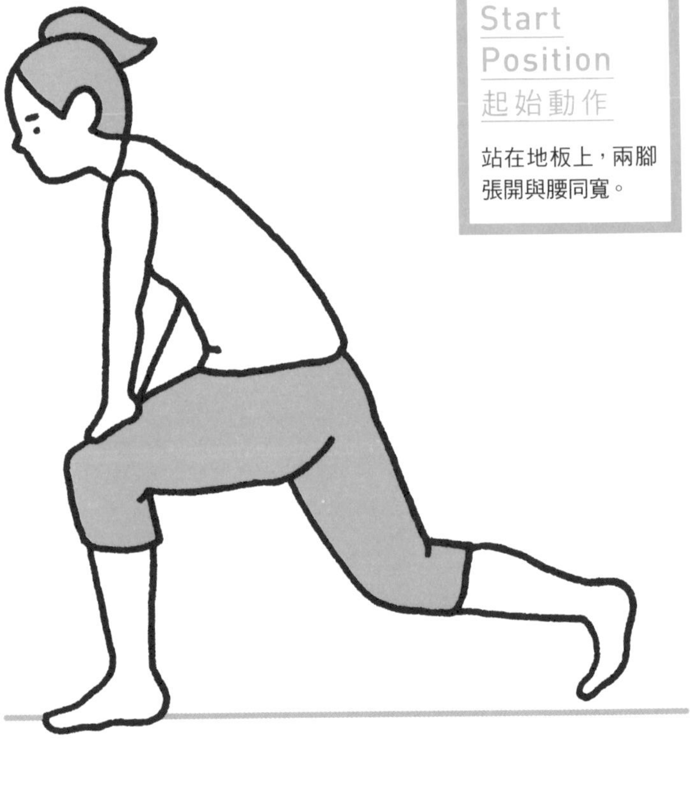

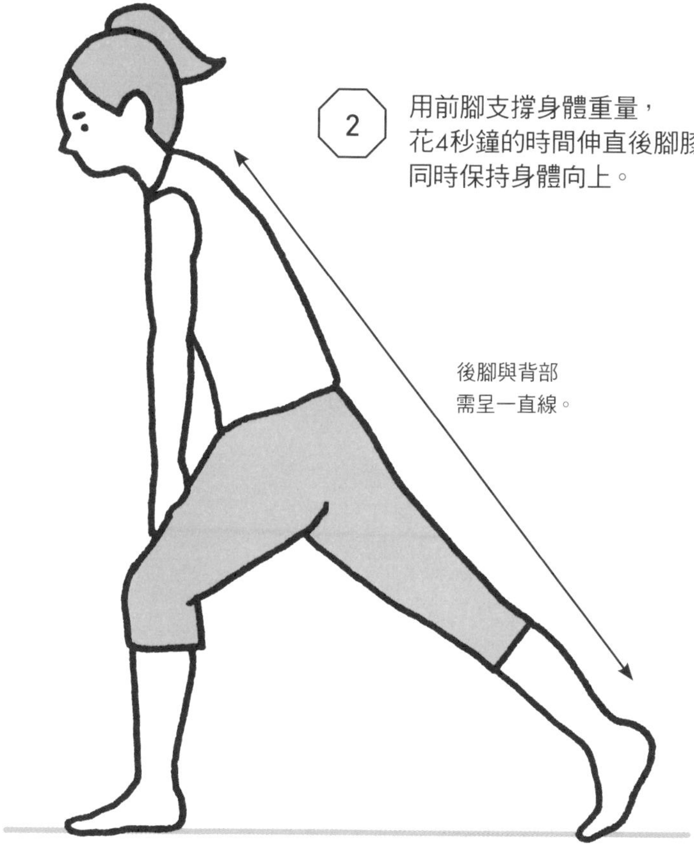

2 用前腳支撐身體重量，
花4秒鐘的時間伸直後腳膝蓋，
同時保持身體向上。

3 用4秒鐘回到動作①。

4 換左腳進行動作①～③。

單腿抬臀

臀部

左右各 **20** 回合

2 ~ 3組

Start Position
起始動作

仰躺在地板上。

1 先拱起左膝，
再將右腳放在左膝上。

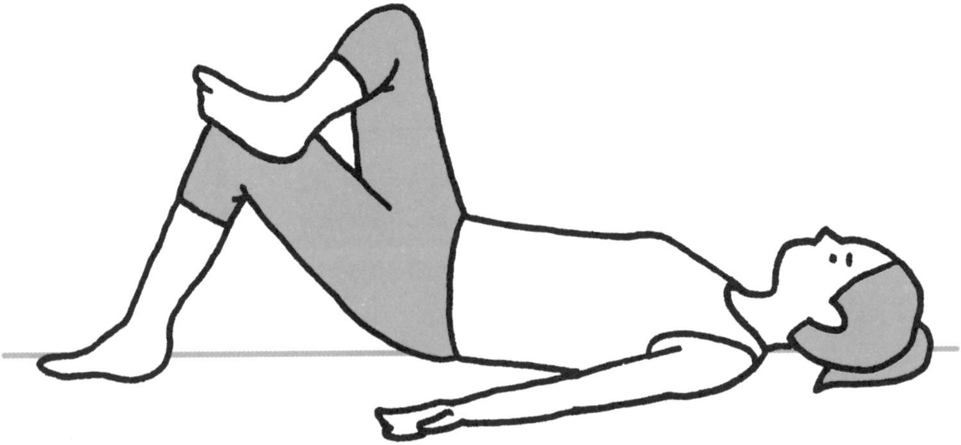

2 左腳掌緊貼地面，
用4秒鐘抬起身體，
使膝蓋到胸部呈一直線。

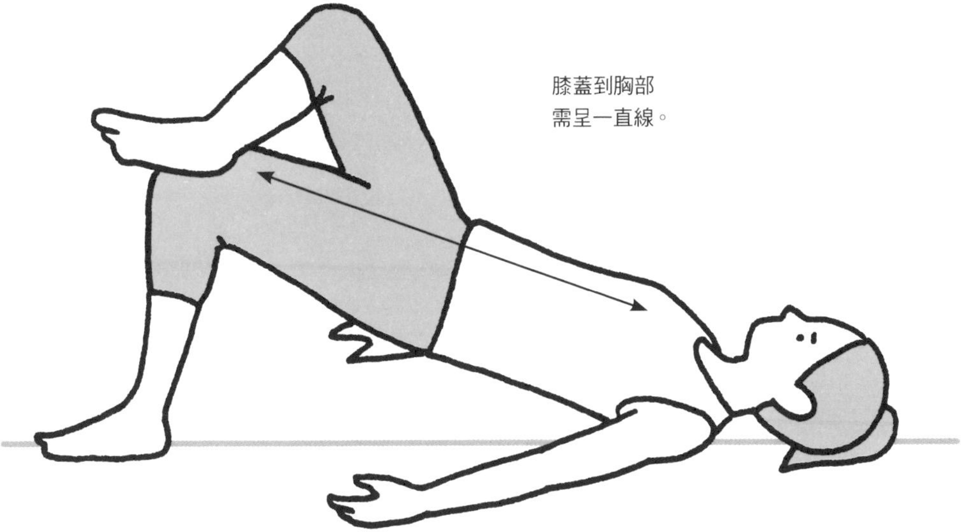

3 用4秒鐘回到動作①。

4 換左腳進行動作①～③。

不坐沙發有助於鍛鍊下腹肌肉

我們在家裡坐著的時間其實很長。長期姿勢不正確，將對身體會產生不良的影響。坐在沙發之類低矮、鬆軟、有彈性的椅子上，就會形成腰部前屈、下腹突出的姿勢，使得骨盆長時間後傾，連接骨盆與腿部的髂腰肌衰退。

在正常的狀態下，骨盆是稍微前傾的，而**習慣長時間賴在沙發上的人，骨盆會逐漸後傾**，導致內臟下移、下腹逐漸突出，形成小腹。

要避免這種狀況，坐著時應該要立起骨盆，由臀部的兩塊坐骨支撐身體重量。骨盆正常前傾，背骨才能挺直舒展。而坐在沙發上很難維持這種姿勢，所以最好盡量坐普通椅子。

缺乏運動會使肚子囤積脂肪，而久坐沙發導致骨盆後傾，也會使下腹容易突出，甚至引發腰痛。總之，只要坐著時立起骨盆，就能減輕腰部的負擔。

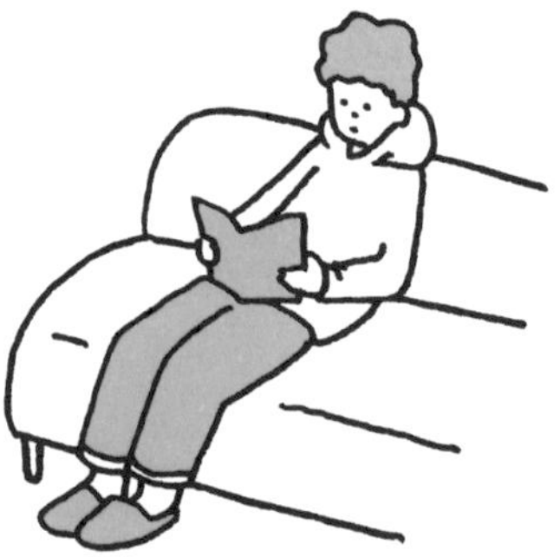

嗜吃甜食的螞蟻人需要的咒語

「難以忍受沒有甜食的日子」、「飯後一定會想來個甜點」……，應該很多人有這種煩惱，我也不例外。覺得肚子有點餓，就吃掉了一塊巧克力。吃到一半差不多飽了，本該適可而止，卻不知不覺又食指大動：「乾脆把整盒都吃完吧！」剛開始，身體是為了要補充能量而產生食欲，後來竟然漸漸變成「無意識間伸手把食物送進嘴裡」的行為。如果你也會這樣，在吃東西之前，最好先問問自己：「我現在餓嗎？」如果你有具體的理由，就可理所當然地享用；萬一找不到特別的理由，也不是不能吃——**你還是可以享用美食，只不過在吃之前，最好花點時間思考自己為什麼想吃**。

經過反覆思考，無意識的行為就會轉變為有意識的行為。有人在試過這個方法後，表示「有理由的時候覺得比較好吃」、「找不到理由時，吃起來就沒那麼津津有味」。相反地，有些人在知道這個方法後，就成了「理由伯」，為了要吃而做出某些行為，當作是吃東西的藉口。例如，為了讓眼前的甜食吃起來更美味可口，就在吃之前更加把勁工作，或出去跑跑步。

健康的水果也暗藏陷阱

禁食動物性蛋白質的人稱為「素食主義者」；而把水果當正餐吃，幾乎不攝取其他營養素的人，稱為「果食主義者」，我周圍也有不少果食主義者。許多高齡者餐後如果不吃水果，就覺得悵然若失。

我並不是說吃水果不好。水果不只富含維生素與礦物質，還含有大量的膳食纖維，可抑制血糖上升。用餐後血糖會急速上升，因此，把水果當做飯後甜點是相當合理的事。不過，水果含有大量果糖，從人體一日所需的總熱量來看，吃太多水果可能會使熱量過高，這點務必要注意啊！

一日三餐中，餐後水果只要一次就夠了。例如，蘋果、梨、葡萄柚一天最多1個；柳橙、橘子、奇異果最多2個；香蕉頂多2根。

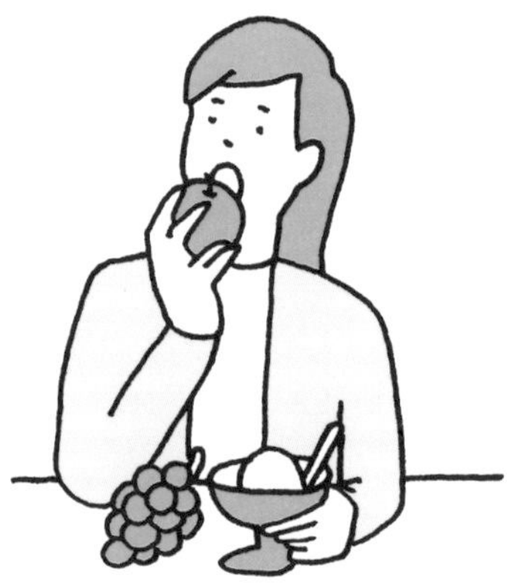

PART 4

伸展操讓你的身體動起來

伸展操 21 式

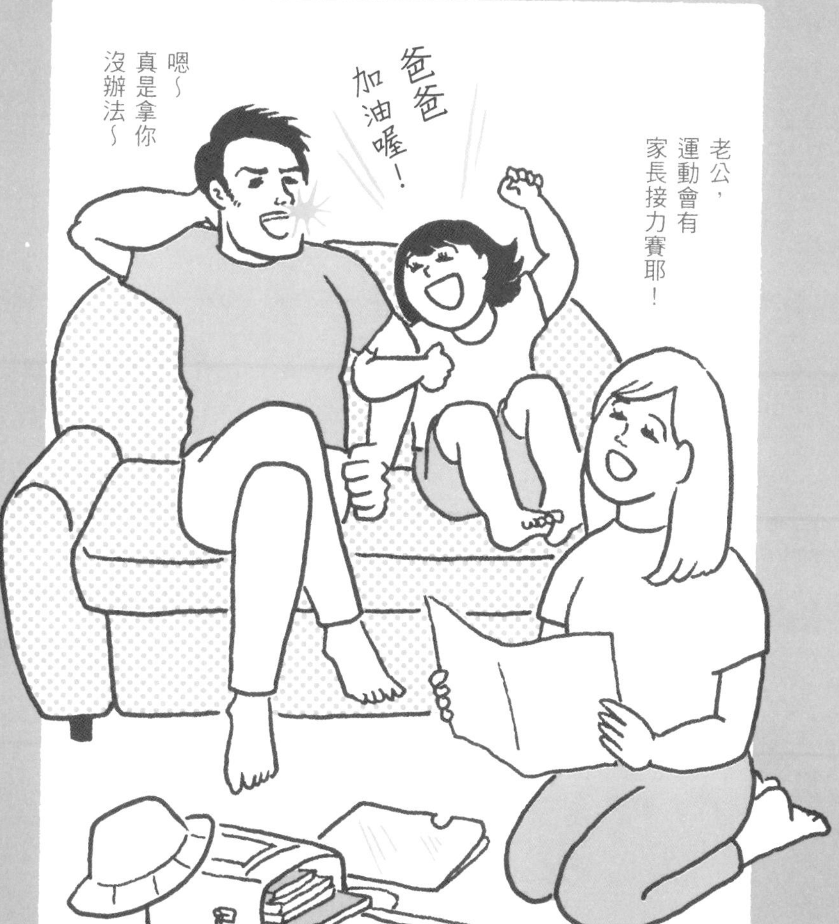
老公，運動會有家長接力賽耶！
爸爸加油喔！
嗯～真是拿你沒辦法～

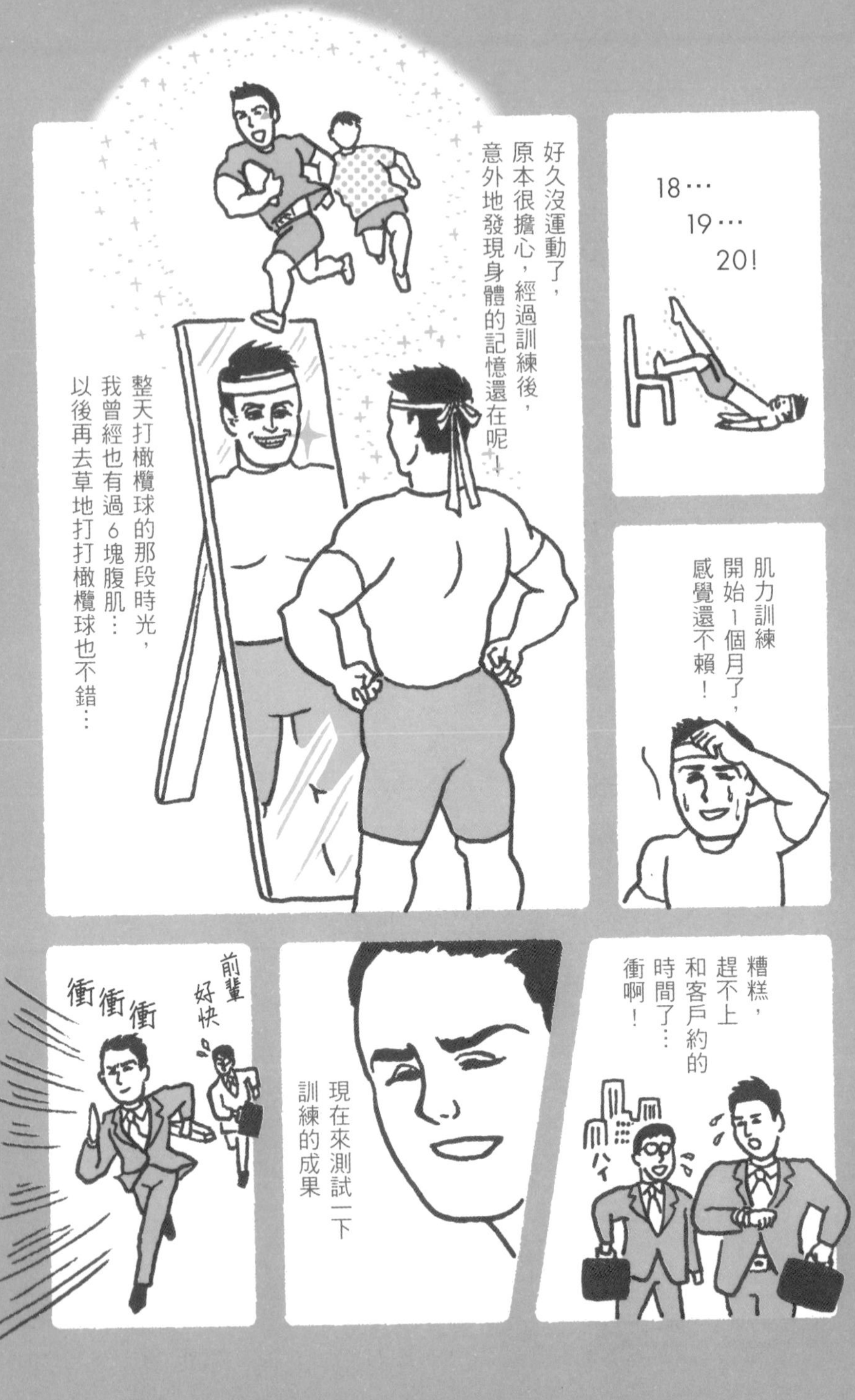
18…
19…
20!
肌力訓練開始1個月了，感覺還不賴！
好久沒運動了，原本很擔心，經過訓練後，意外地發現身體的記憶還在呢！
整天打橄欖球的那段時光，我曾經也有過6塊腹肌…以後再去草地打打橄欖球也不錯…
糟糕，趕不上和客戶約的時間了…衝啊！
ハイ
現在來測試一下訓練的成果
前輩好快
衝衝衝

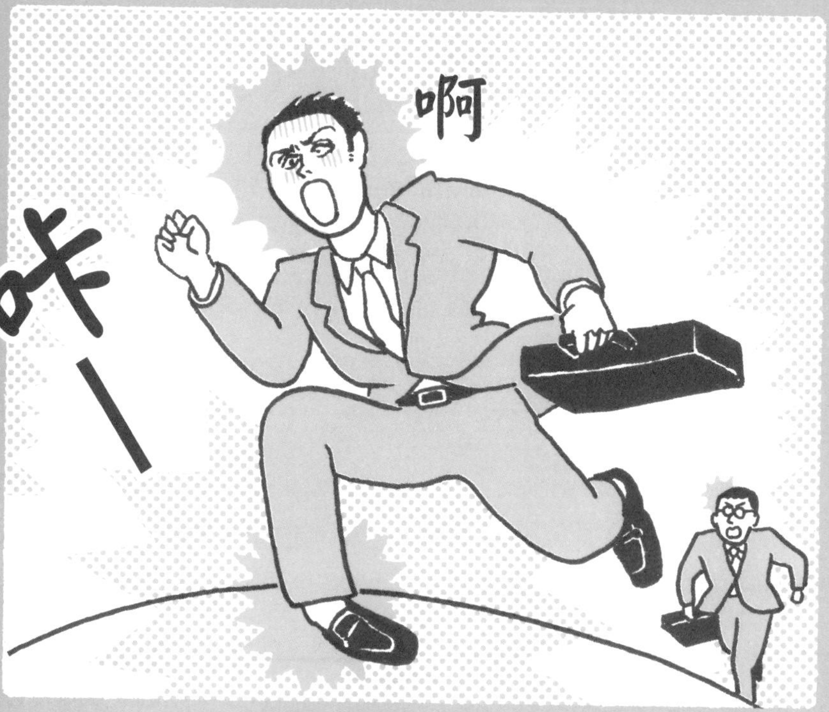
啊
咔—

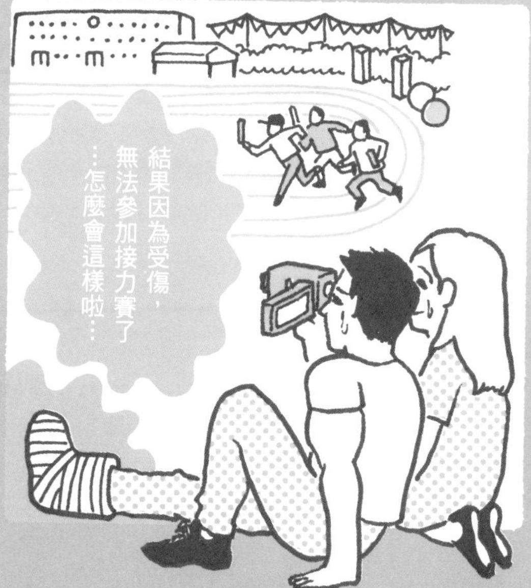
結果因為受傷，
無法參加接力賽了
…怎麼會這樣啦…

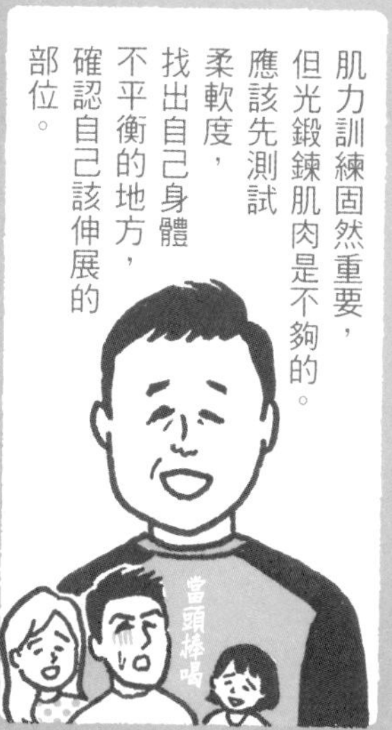
肌力訓練固然重要，
但光鍛鍊肌肉是不夠的。
應該先測試
柔軟度，
找出自己身體
不平衡的地方，
確認自己該伸展的
部位。
當頭棒喝

對必要的部位進行重點式伸展

藉由柔軟度測試，找出自己身體較僵硬的部位後，
接下來就要對這些部位進行重點式地伸展。
改變身體不平衡的狀態，
將會使你運動時更順利，也比較不容易在運動時受傷。

◎有效伸展身體的祕訣

伸展到「又痛又舒服」的程度

伸展時，要做到「又痛又舒服」的程度——不要太痛，但要有身體得到適度伸展的感覺。如果忍痛勉強進行，可能導致肌肉和韌帶受傷；但如果伸展未超出日常活動的範圍，又無法達到增加柔軟度的效果。當你覺得某個動作做起來越來越輕鬆，伸展程度似乎不夠時，就該換一個強度較高的動作了。

每天或隔天做，較容易持之以恆

先伸展較僵硬的部位，每週做5～7天，一個動作持續20～30秒鐘，進行2～3組。如此一來，很快地就能夠感受到伸展的效果。當你「一天不伸展，就覺得渾身不舒服」時，自然就會持續下去。

伸展時要慢慢吐氣

伸展時不要停止呼吸，而要慢慢吐氣。這樣會讓副交感神經較為活躍，肌肉也比較容易放鬆。請好好享受肌肉伸展的感覺吧！

測試表使用方法

1. 選擇P70～94的伸展動作。
2. 選擇適合自己的身體狀況，讓你感到「又痛又舒服」的動作來練習。如果覺得某個動作做起來越來越輕鬆，伸展程度似乎不夠時，就換個動作，持續進行練習。
3. 在柔軟度不足的項目上做記號，只需伸展那些部位。

測試		
□	大腿後側〔膕旁肌〕1	P70
□	大腿後側〔膕旁肌〕2	P72
□	大腿後側〔膕旁肌〕3	P74
□	大腿前側〔股四頭肌〕1	P76
□	大腿前側〔股四頭肌〕2	P78
□	大腿前側〔股四頭肌〕3	P79
□	臀部〔臀大肌〕1	P80
□	臀部〔臀大肌〕2	P81
□	臀部〔臀大肌〕3	P82
□	大腿內側〔髖內收肌群〕1	P83
□	大腿內側〔髖內收肌群〕2	P84
□	大腿內側〔髖內收肌群〕3	P85
□	骨盆側面〔髖外展肌群〕1	P86
□	骨盆側面〔髖外展肌群〕2	P87
□	骨盆側面〔髖外展肌群〕3	P88
□	小腿肚〔小腿三頭肌〕1	P89
□	小腿肚〔小腿三頭肌〕2	P90
□	小腿肚〔小腿三頭肌〕3	P91
□	背脊〔闊背肌〕1	P92
□	背脊〔闊背肌〕2	P93
□	背脊〔闊背肌〕3	P94

伸展運動

大腿後側

膕旁肌 1

動作 1～3
2～3組

Start Position 起始動作

盤腿坐在地板上。

1

右腿向前伸，左腳彎曲放在右膝下。
右手抓住右腳掌，將腳掌朝右側向外壓。

邊伸展邊吐氣，持續20～30秒

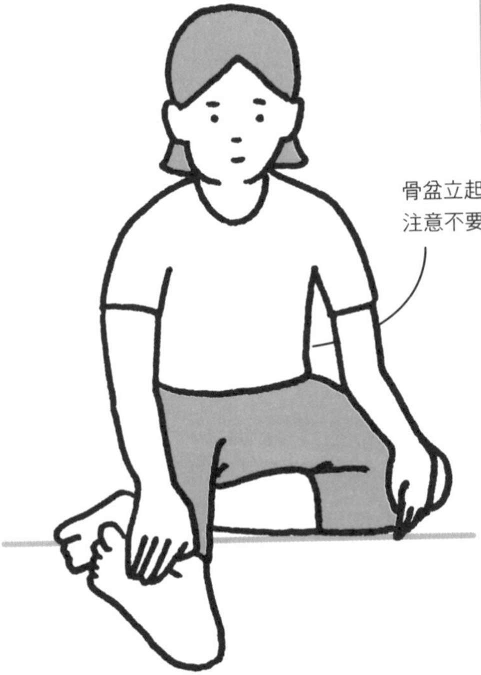

2 換左手抓住右腳掌，
朝左側向內壓（右手放在方便的位置即可）。

邊伸展邊吐氣，持續20～30秒

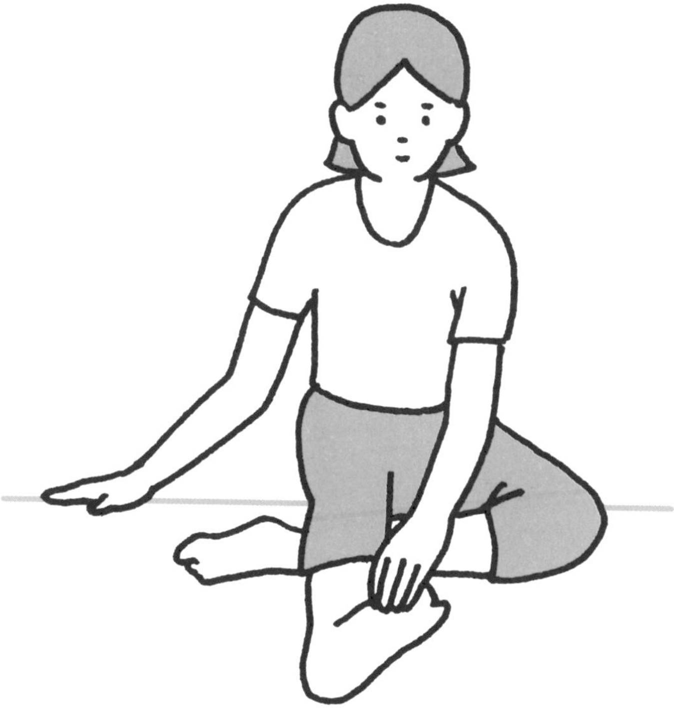

3 換左腳進行動作 ①～②。

伸展運動

大腿後側

膕旁肌 2

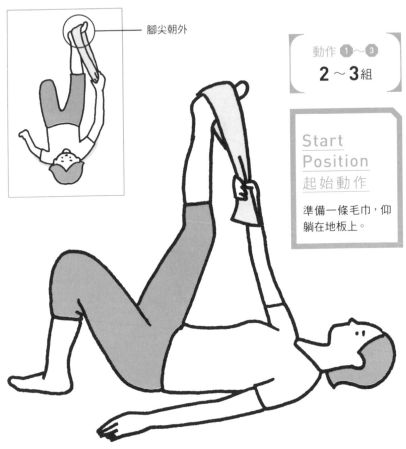

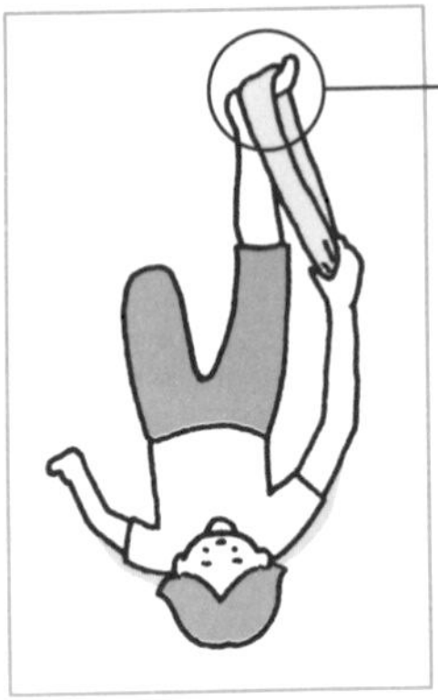

動作 1～3
2～3組

Start Position
起始動作

準備一條毛巾，仰躺在地板上。

1 左膝拱起。舉起右腳，腳尖朝外；
右手拿毛巾勾住右腳腳底，用毛巾拉腳底板。

邊伸展邊吐氣，持續20～30秒

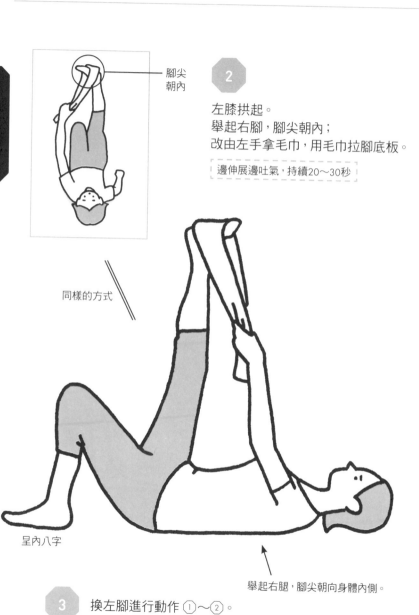

2

左膝拱起。
舉起右腳，腳尖朝內；
改由左手拿毛巾，用毛巾拉腳底板。

邊伸展邊吐氣，持續20～30秒

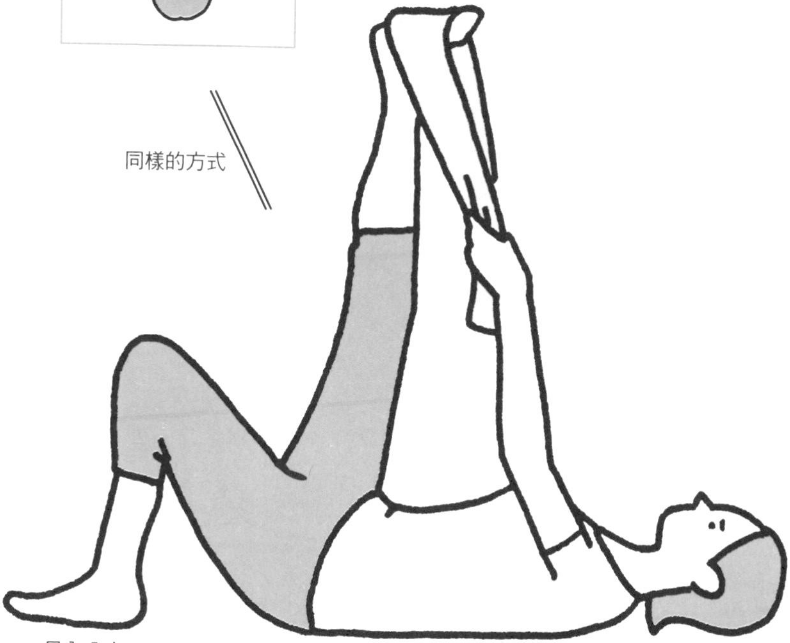

同樣的方式
呈內八字
舉起右腿，腳尖朝向身體內側。

3

換左腳進行動作①～②。

伸展運動

大腿後側

膕旁肌 3

動作 1～2
2～3組

Start Position
起始動作

準備一張椅子。

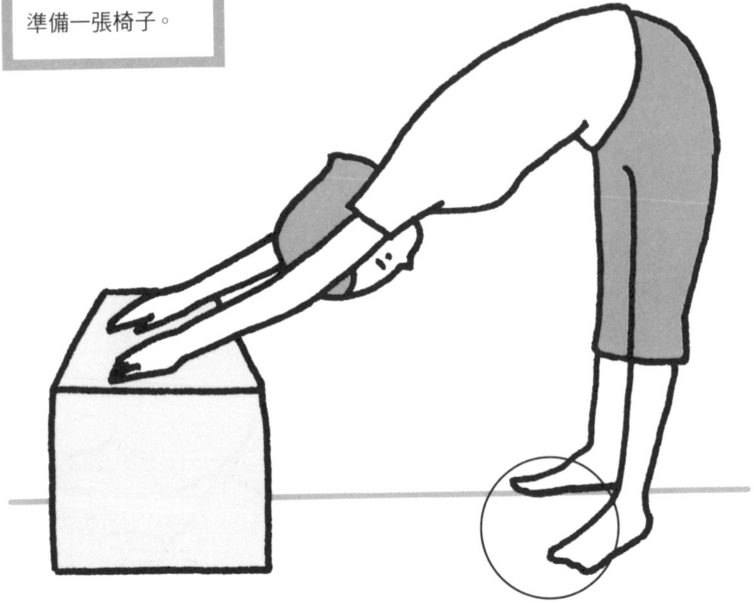

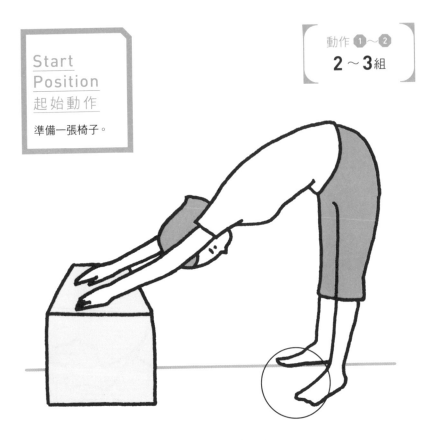

1 雙腳腳尖朝向外側，雙手放在椅子上。
臉部朝下，將頭置於雙臂之間，雙膝與雙臂伸直。

邊伸展邊吐氣，持續20～30秒

2

雙腳腳尖朝向內側，雙手放在椅子上。
臉部朝下，將頭置於雙臂之間，
雙膝與雙臂伸直。

邊伸展邊吐氣，持續20～30秒

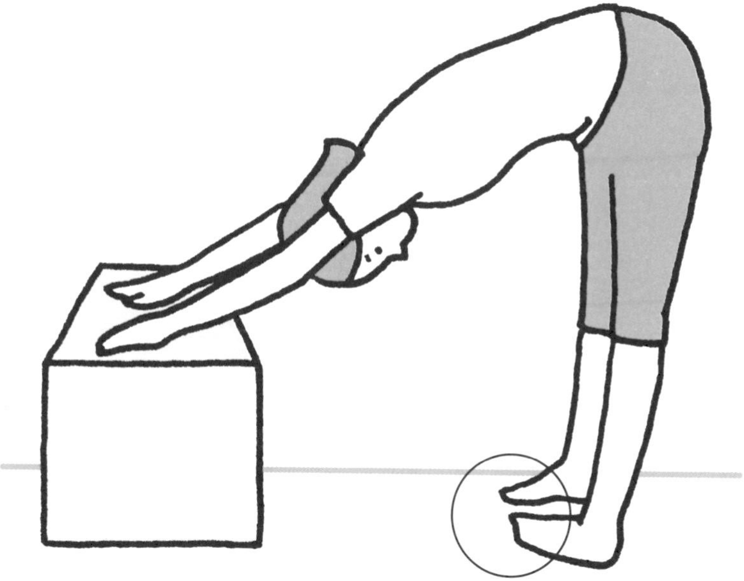

伸展運動

大腿前側

股四頭肌 1

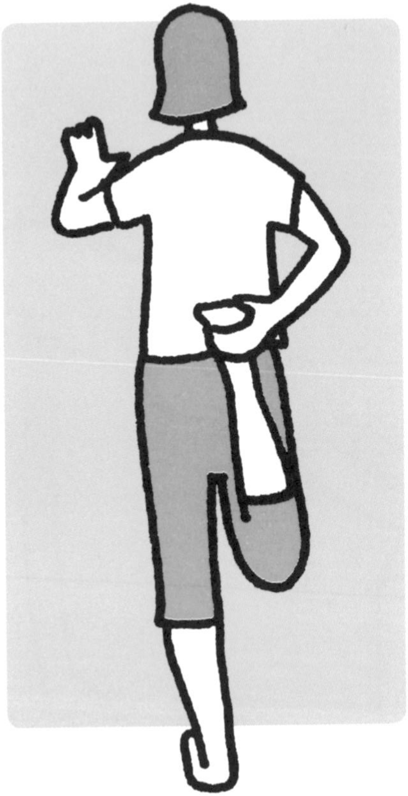

動作 1～4
2～3組

Start Position
起始動作

面對牆壁站立。

1 左手貼在牆壁上，右手抓住右腳掌，將右腳跟筆直地往臀部方向拉。

邊伸展邊吐氣，持續20～30秒鐘

2

左手貼在牆壁上，
右手抓住右腳掌，
將右腳跟往臀部外側的
方向拉。

邊伸展邊吐氣，持續20～30秒

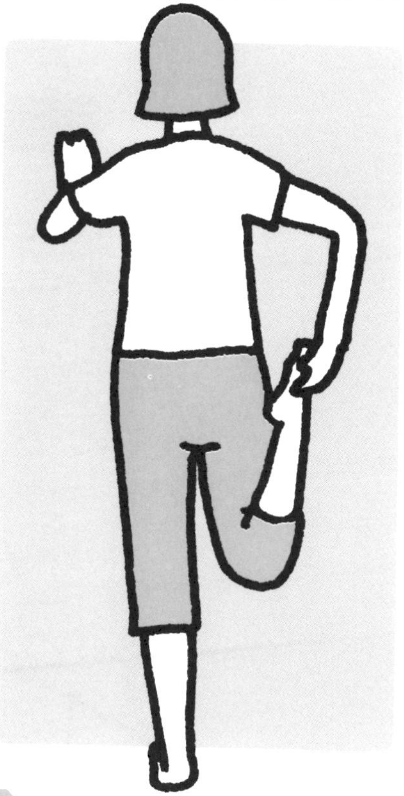

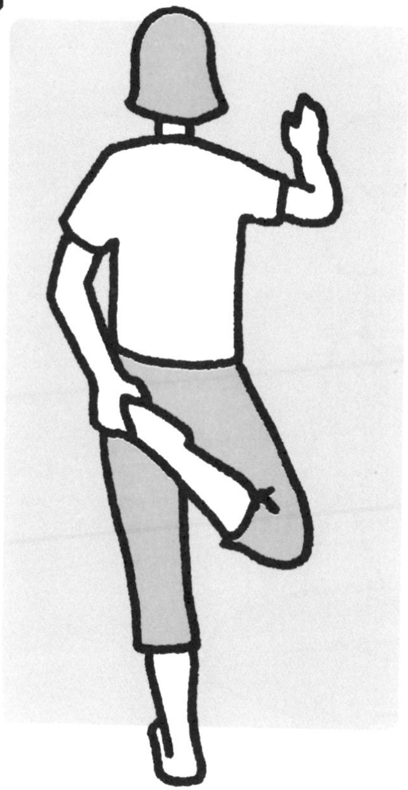

3

右手貼在牆壁上，
左手抓住右腳掌，
右膝朝身體右外側張開，
將右腳跟往雙臀正中央位置的
方向拉。

邊伸展邊吐氣，持續20～30秒鐘

4 換左側進行動作①～③。

伸展運動

大腿前側

股四頭肌 2

2～3組

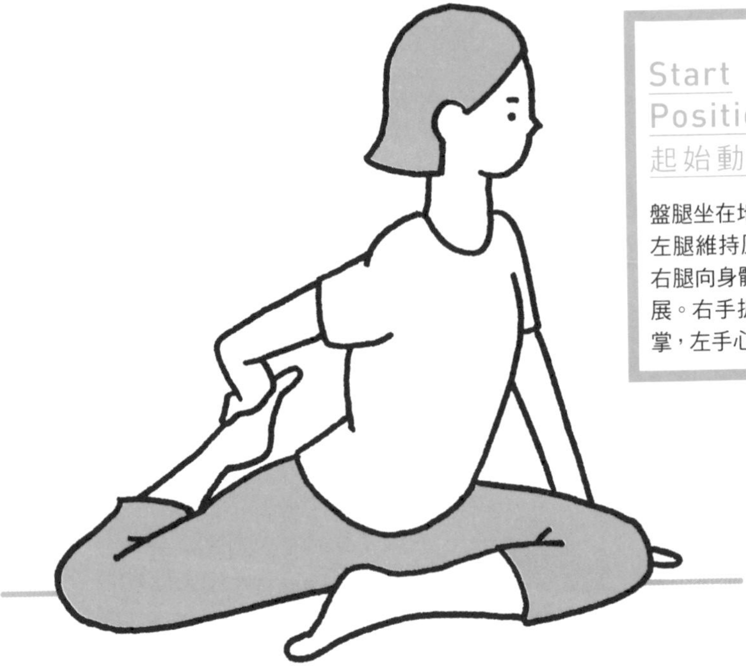

Start Position 起始動作

盤腿坐在地板上。左腿維持原狀，將右腿向身體側面伸展。右手抓住右腳掌，左手心貼地。

1 將右腳跟往臀部方向拉，把髖關節拉開。

邊伸展邊吐氣，持續20～30秒

伸展運動

大腿前側

股四頭肌 3

動作 ❶～❷
2～3組

Start Position
起始動作

趴臥在地板上。

1

額頭靠在右手背上；
左手抓住右腳掌。
將右腳跟往臀部方向拉，
身體隨之扭轉。

邊伸展邊吐氣，持續20～30秒

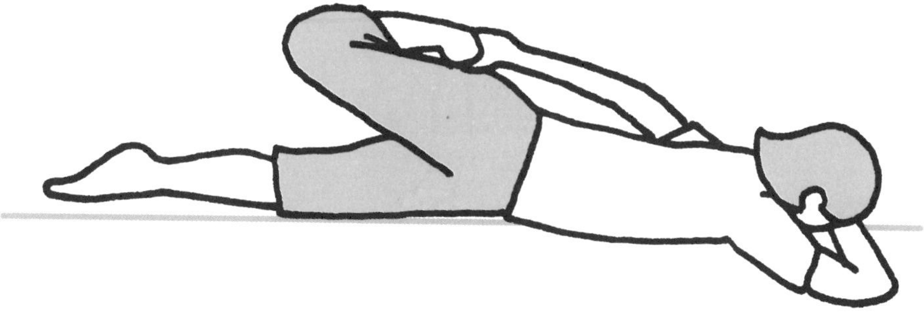

2 換左腳進行相同動作 ①。

伸展運動

臀部

臀大肌 1

動作 ❶～❷
2～3組

Start Position 起始動作

坐在地板上，雙膝拱起。雙手撐在身體後側，以保持平衡。

1 將右腳踝放在左大腿上。
上半身越靠近腿部，越能達到伸展效果。

邊伸展邊吐氣，持續20～30秒

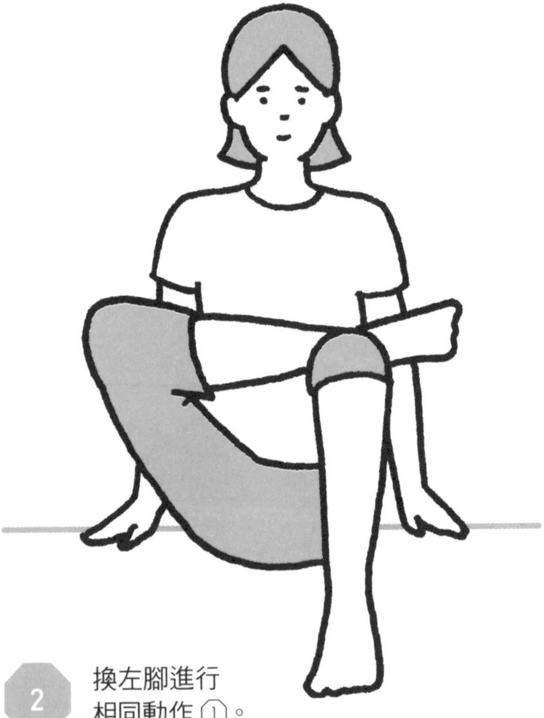

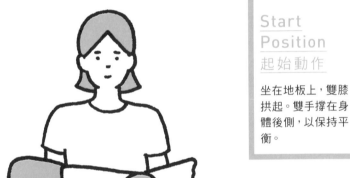

2 換左腳進行相同動作①。

伸展運動

臀部

臀大肌 2

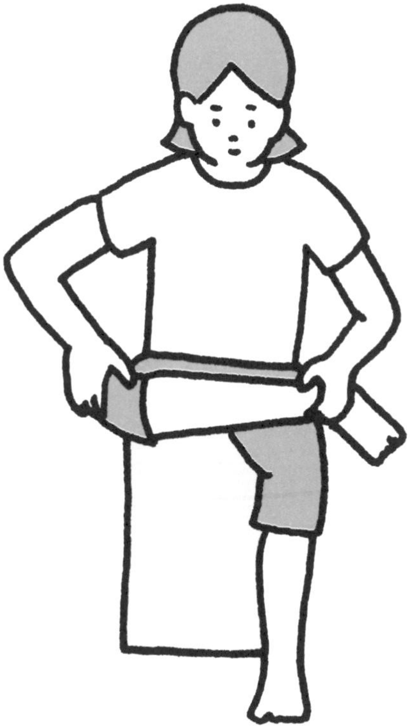

動作 1～2
2～3組

Start Position
起始動作

準備一張椅子，坐在椅子前端。

1

將右腳踝放在左大腿上，
背部挺直，
身體稍微前傾。

邊伸展邊吐氣，持續20～30秒

2 換左腳進行相同動作 ①。

伸展運動

臀部

臀大肌 3

動作 ❶～❷
2～3組

Start Position 起始動作

仰躺在地板上，雙膝立起。

1 將右腳踝放在左大腿上，雙手抱住左大腿後側，往身體方向拉。

邊伸展邊吐氣，持續20～30秒

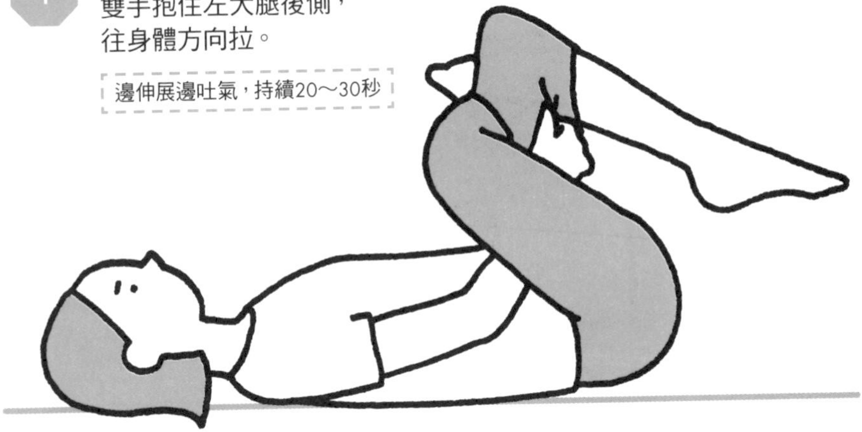

2 換左腳進行相同動作①。

伸展運動

大腿內側

髖內收肌群 1

1 將雙腳的腳掌相對，身體稍微前傾。

邊伸展邊吐氣，持續20～30秒

2～3組

Start Position 起始動作

坐在地板上。

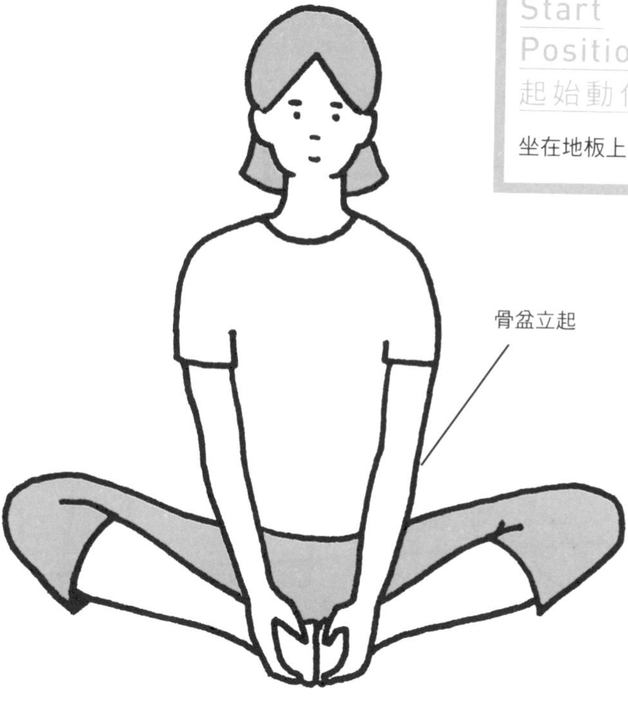

伸展運動

大腿內側

髖內收肌群 2

動作 ❶～❷
2～3組

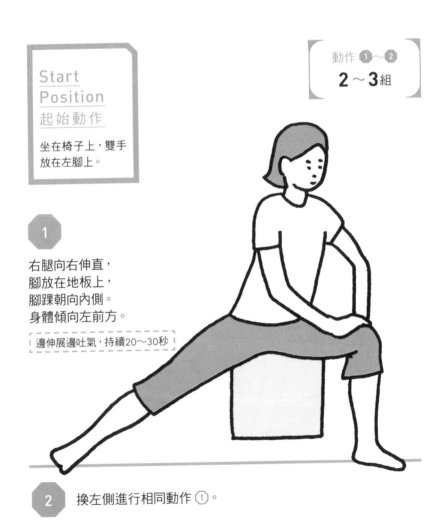

Start Position 起始動作

坐在椅子上，雙手放在左腳上。

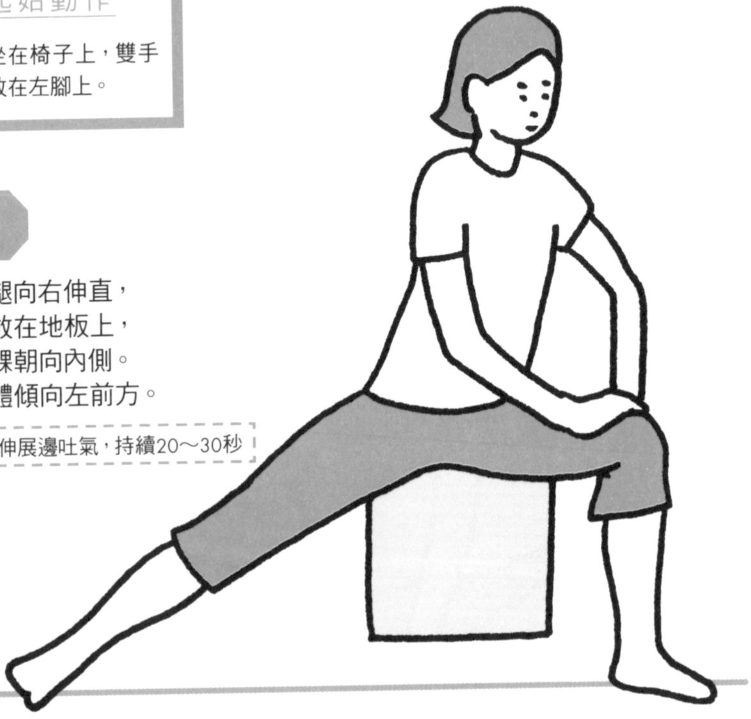

1

右腿向右伸直，
腳放在地板上，
腳踝朝向內側。
身體傾向左前方。

邊伸展邊吐氣，持續20～30秒

2 換左側進行相同動作①。

伸展運動

大腿內側

髖內收肌群 3

動作 1～2
2～3組

Start Position 起始動作

準備一條毛巾。
仰躺在地板上。

1

將毛巾勾住右腳掌，
用右手朝上拉。

邊伸展邊吐氣，持續20～30秒

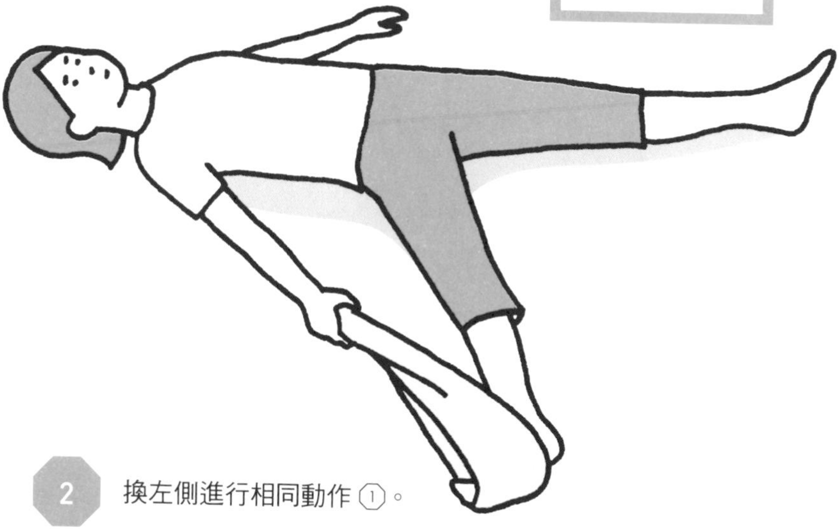

2 換左側進行相同動作 ①。

伸展運動

骨盆側面

髖外展肌群—臀中肌 1

1 將右手放在身體後方，
右膝拱起，跨過左腳。
左手肘將右膝朝胸部方向壓，
上半身向右扭轉。

邊伸展邊吐氣，持續20～30秒

動作 1～2
2～3組

Start Position
起始動作

坐在地板上，伸直雙腳。

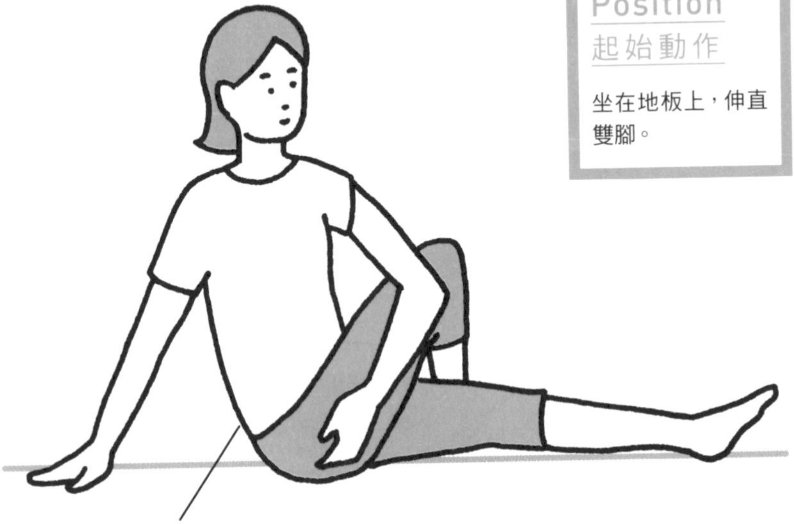

2 換左側進行相同動作 ①。

伸展運動

骨盆側面

髖外展肌群—臀中肌 2

動作 1～2
2～3組

Start Position 起始動作

仰躺在地板上，雙手張開平放。

1

將雙膝拱起，左腳跨過右腳，
利用左腳的重量將右腳向左壓，
進行伸展。

邊伸展邊吐氣，持續20～30秒鐘

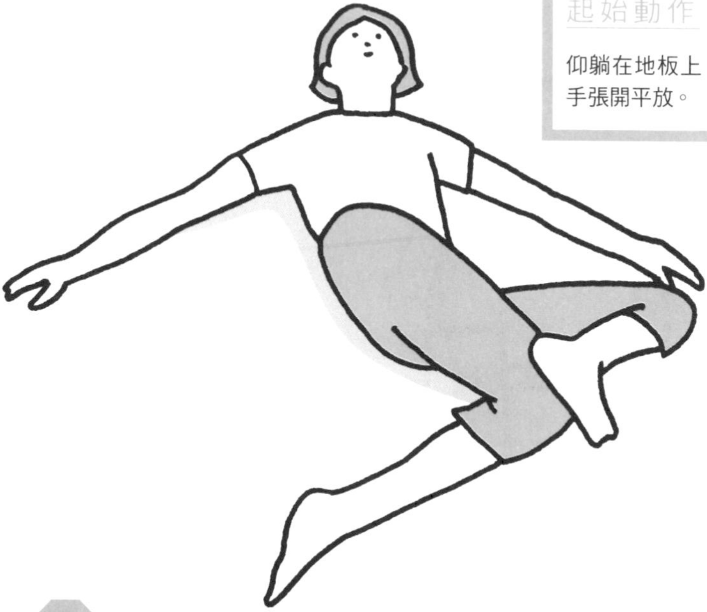

2 換左側進行相同動作 ①。

伸展運動

骨盆側面

髖外展肌群—臀中肌 3

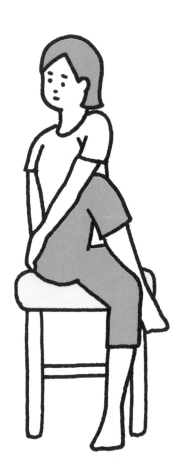

動作 ❶～❷
2～3組

Start Position
起始動作

坐在椅子上，右腳跨過左腳，右腳跟放在椅面上。

1

用左手肘壓右膝，
上半身向右側扭轉。

邊伸展邊吐氣，持續20～30秒

2 換左側進行相同動作 ①。

伸展運動

小腿肚

小腿三頭肌─腓腸肌 1

1 右腳尖向外，
腳跟不離地，雙手扶牆。

邊伸展邊吐氣，持續20～30秒

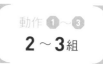

動作 1～3
2～3組

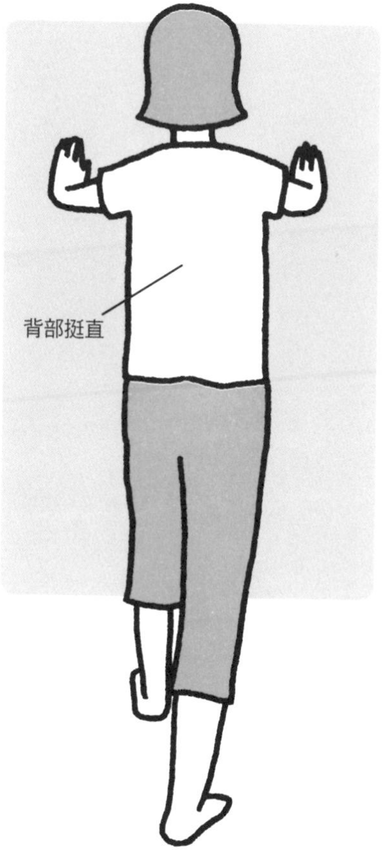

Start Position
起始動作

面朝牆壁站立，雙手手心貼在牆壁上，左腳往前跨，右腳往後踩。

2 右腳尖向內，
腳跟不離地，
雙手扶牆。

邊伸展邊吐氣，持續20～30秒

3 換成右腳在前、左腳在後，以左腳進行動作①～②。

伸展運動

小腿肚

小腿三頭肌－腓腸肌 (2)

動作 ①～③
2～3組

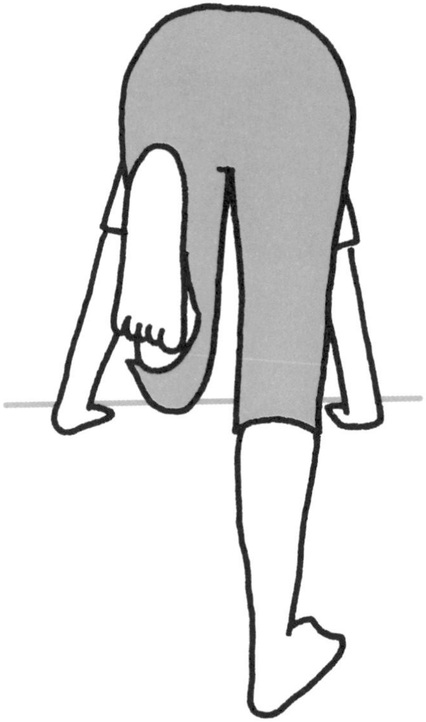

Start Position 起始動作

雙膝跪地，上半身直立。

1 雙手貼地，腰部抬高。
左膝微彎，
右腳尖朝外，
腳跟不離地，
並將膝蓋打直。

邊伸展邊吐氣，持續20～30秒

2 右腳尖朝內，腳跟不離地，膝蓋打直。
邊伸展邊吐氣，持續20～30秒。

3 換左側進行動作 ①～②。

伸展運動

小腿肚

小腿三頭肌—腓腸肌 3

動作 1～3
2～3組

Start Position 起始動作

準備一張椅子。

1 將雙腳的腳尖朝向外側，
雙手扶住椅沿，腰部抬高。
接著微彎左膝，右腳尖朝外，
腳跟不離地，膝蓋打直。

邊伸展邊吐氣，持續20～30秒

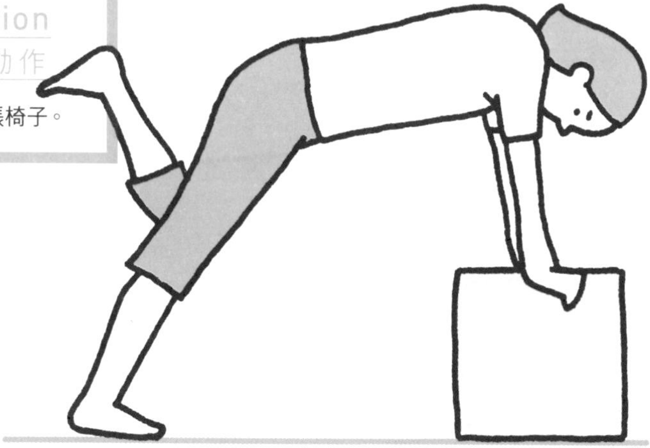

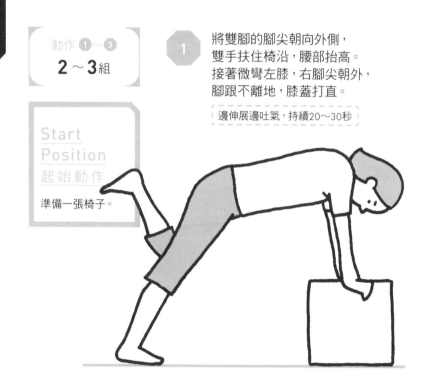

2 右腳尖朝內，
腳跟不離地，膝蓋打直。

邊伸展邊吐氣，持續20～30秒鐘

3 換左側進行動作 ①～②。

伸展運動

背脊

闊背肌 1

1 臀部向右斜放，
雙手拉緊毛巾，
身體慢慢朝左前方彎曲。

邊伸展邊吐氣，持續20～30秒

動作 ❶～❷
2～3組

Start Position 起始動作

準備一條長毛巾。
雙手拿著毛巾，跪坐在地板上。

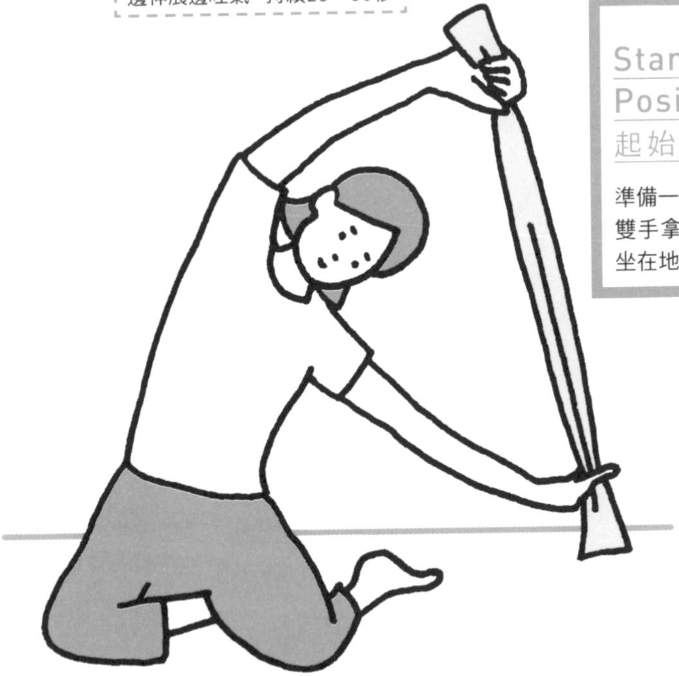

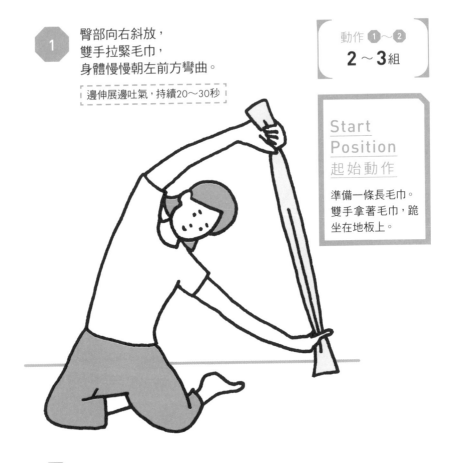

2 換左側進行相同動作 ①。

伸展運動

背脊

闊背肌 ②

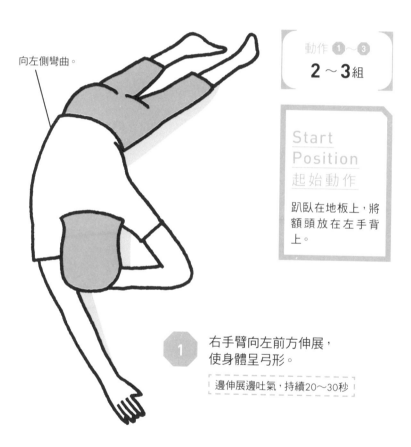

動作 1～3
2～3組

Start Position
起始動作

趴臥在地板上，將額頭放在左手背上。

1 右手臂向左前方伸展，使身體呈弓形。

邊伸展邊吐氣，持續20～30秒

2 換左側進行相同動作 ①。

伸展運動

背脊

闊背肌 3

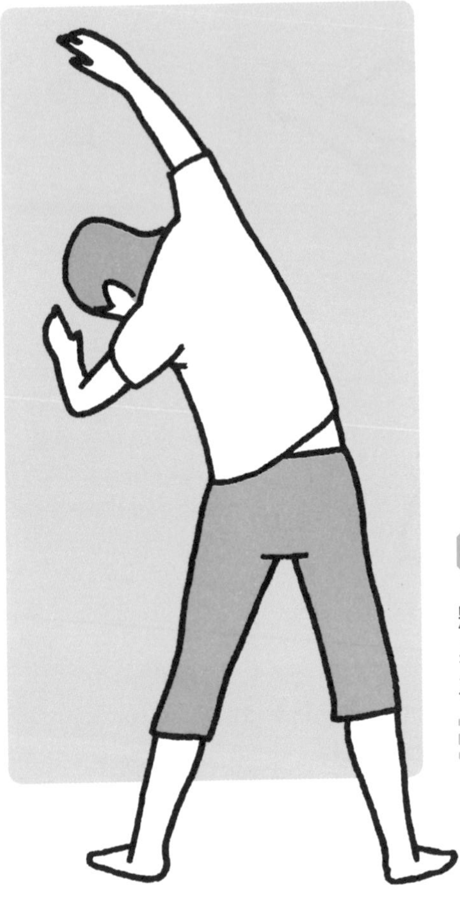

動作 ❶～❷
2～3組

Start Position
起始動作

面對牆壁站立。
雙腳打開，
雙手貼牆。

1

將右手臂盡量往上伸直，
身體朝左前方傾斜，
左手出力推牆。

邊伸展邊吐氣，持續20～30秒

2 換左側進行相同動作 ①。

Life Style 4

再檢查一下你平日常穿的鞋

人在赤腳站立的狀態下，並不會對身體的任何部位造成過度負擔，此時骨骼的排列可回到原樣，在既定範圍內活動自如，而不會造成疼痛或受傷。而運動時之所以會受傷，是因為我們的動作超出了既定的活動範圍。

穿著高跟鞋會強制性地打亂了原本的骨骼排序。因為穿上高跟鞋時，必須踮起腳尖、腳跟上抬，身體自然形成前傾姿勢，走起路來，身體就得更向上立起。此外，還會造成腰部過度彎曲、骨骼錯位。踮腳姿勢會改變走路方式，使骨盆到脊椎一帶錯位，所以，長時間踮腳走路，當然容易感到腰腿痠痛。建議最好盡量減少穿高跟鞋的時間。

正確的走路姿勢是「**腳跟著地、整隻腳掌貼地、腳踝先彎曲而後伸展、腳尖踢出前進**」。很意外地，有些鞋子無法配合完成這一連串的動作，其中又以拖鞋的問題最大，在家時如果常穿著拖鞋啪噠啪噠地走來走去，便會養成走路「不從腳尖向前踢」的習慣。厚底鞋會使前腳掌骨無法彎曲，也會妨礙正確走路。有些形狀的靴子會妨礙腳踝活動，最好不要長時間穿著。例如，穿上時尚的橡膠長靴時，腳跟在抬

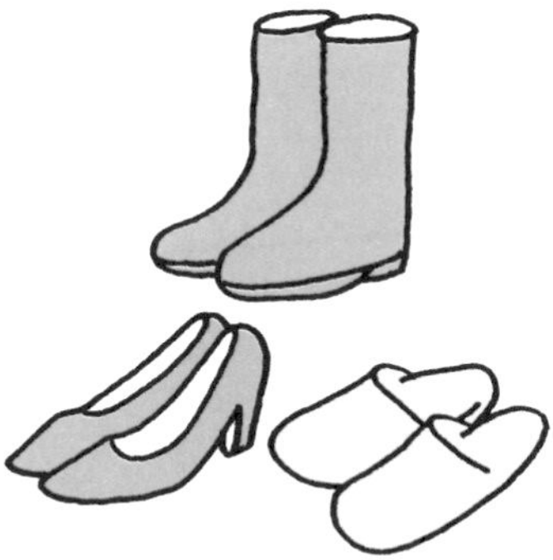

起的瞬間，靴子就會迅速向下滑，使靴子和腳跟之間形成空隙，如此一來，就很難做出「腳掌骨彎曲，腳尖向前踢」的動作了。

挑選一雙好鞋，既便於行走，又不會造成腳部的過度負擔，你才有可能走更多的路。選鞋看似是小事，卻對一整天下來所消耗的熱量有著大大的影響。

肌肉最活躍的時段

學生向我提出的眾多問題中，最普遍的就是「什麼時候運動最有效？」

從運動生理學來看，運動效果最好的時段是下午4點到6點。這是交感神經與副交感神經切換的時間。交感神經在早上起床後，白天活動的時間處於活躍狀態；傍晚後則逐漸由副交感神經接棒。

一般認為，交感神經在這個時段仍使體溫維持高溫，但又不會過度緊張，應該是活動肌肉的最佳時機。

不過，一般人只是為了健康，每天跑步30分鐘或1小時，或只是做某些肌力訓練，就不需堅持一定要

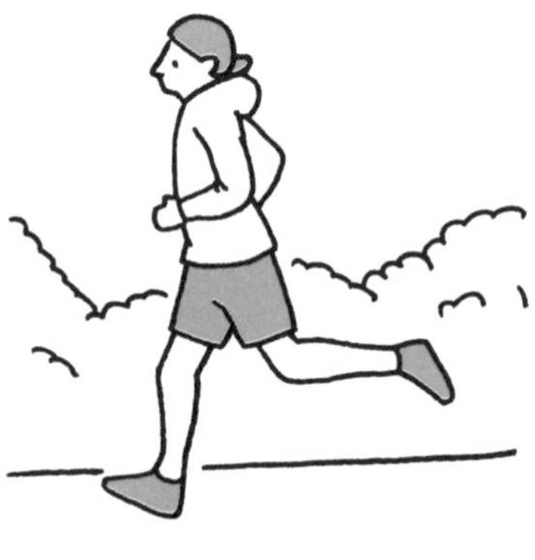

在這個時段運動。尤其要上班族在傍晚4點到6點之間運動，根本是不可能的事。運動如果不能持續，就不會有效果。**希望運動能夠持續，就要選擇你覺得運動時最無拘無束、心情愉快的時段**。

何時運動心情最好、最能持之以恆，實在是因人而異。最重要的是，在你最有心情、最能堅持不懈的時間去運動，就是對你最有效的時段。如果你不知道自己喜歡在什麼時間運動，不妨在各個時段都試試看。覺得自己不可能晨跑的人，也姑且找一天早上跑跑看，說不定會渾身舒暢呢！

肌力訓練也能改善身體冰冷

肌肉有維持、提高體溫的功能。因為有自律神經的運作，我們的體溫恆常保持在37℃左右。當外界氣溫低於37℃時，我們仍然能維持正常體溫，是因為人體可以自行產生熱能，使體溫控制在穩定的程度。而**對於「產生熱能」貢獻最多的人體組織，就是肌肉**。

身體熱能的生產，有60％來自肌肉、20％來自肝臟與腎臟、20％來自棕色脂肪組織（是一種燃燒熱量的細胞）。肝臟、腎臟的部分

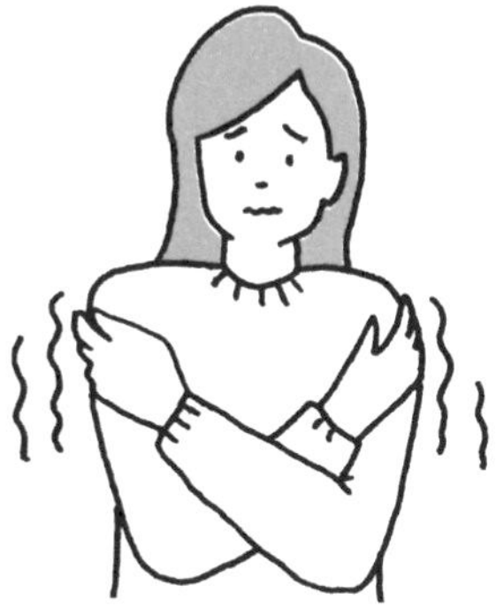

我們使不上力，但肌肉量卻可以靠努力而增加。

可想而知，**肌肉量減少將使身體的產熱功能衰退**，導致體溫難以維持。

身體冰冷或日常平均體溫不到36℃的人，多數為肌肉量不足。要使體溫升高、改善身體冰冷的問題，最該做的事就是「增加肌肉量」。身體冰冷、體溫低的人，不只產熱工廠中的肌肉太少，連那些碩果僅存的肌肉也無法好好運轉。肌肉放著不用，並不會自行產熱，必須要動起來，才會產生熱能。

因此，要升高體溫，必須同時達成以下兩個條件：①**增加產熱工廠中的肌肉**；②**使肌肉動起來，以產生熱能**。這兩個條件相輔相成，才能達成升高體溫的目標。

肌肉中布滿血管，而體溫上升則是血液集中的關係。所以，如果你的肌肉量夠多，血液便會大量集中，使降低的體溫升高。

許多女性誤以為肌力訓練會變胖或變成「金剛芭比」，其實，鍛鍊、活動肌肉能夠預防並減少身體冰冷的問題，而這正是女性朋友們共同的困擾呢！

PART 5

鍛鍊下半身，你就不胖也不累！

肌力訓練第 5 ～ 6 個月

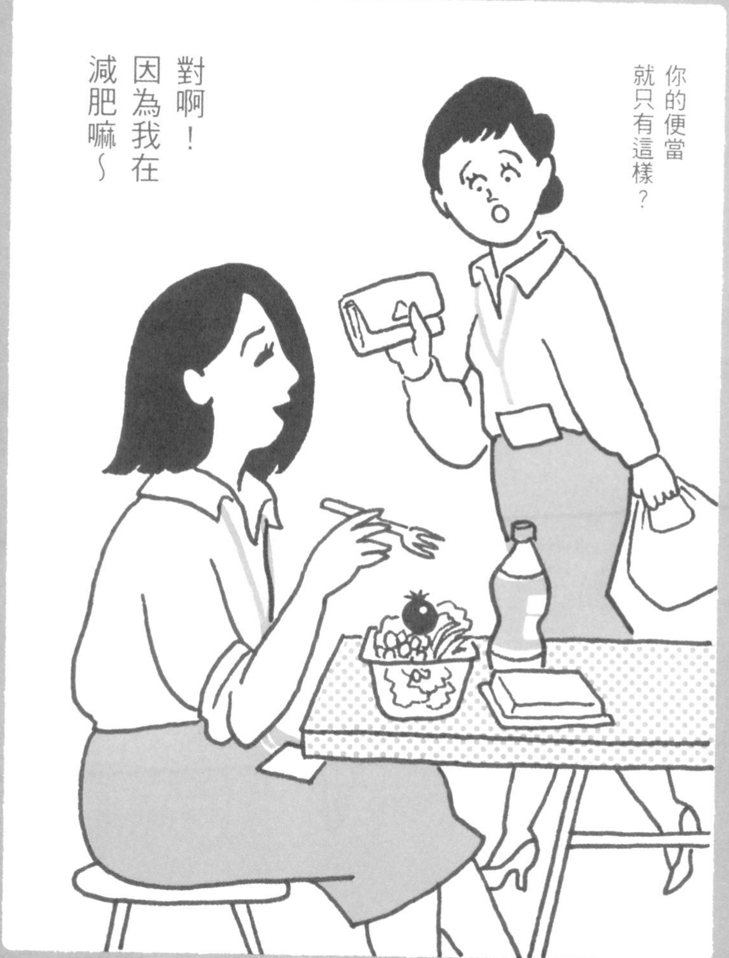

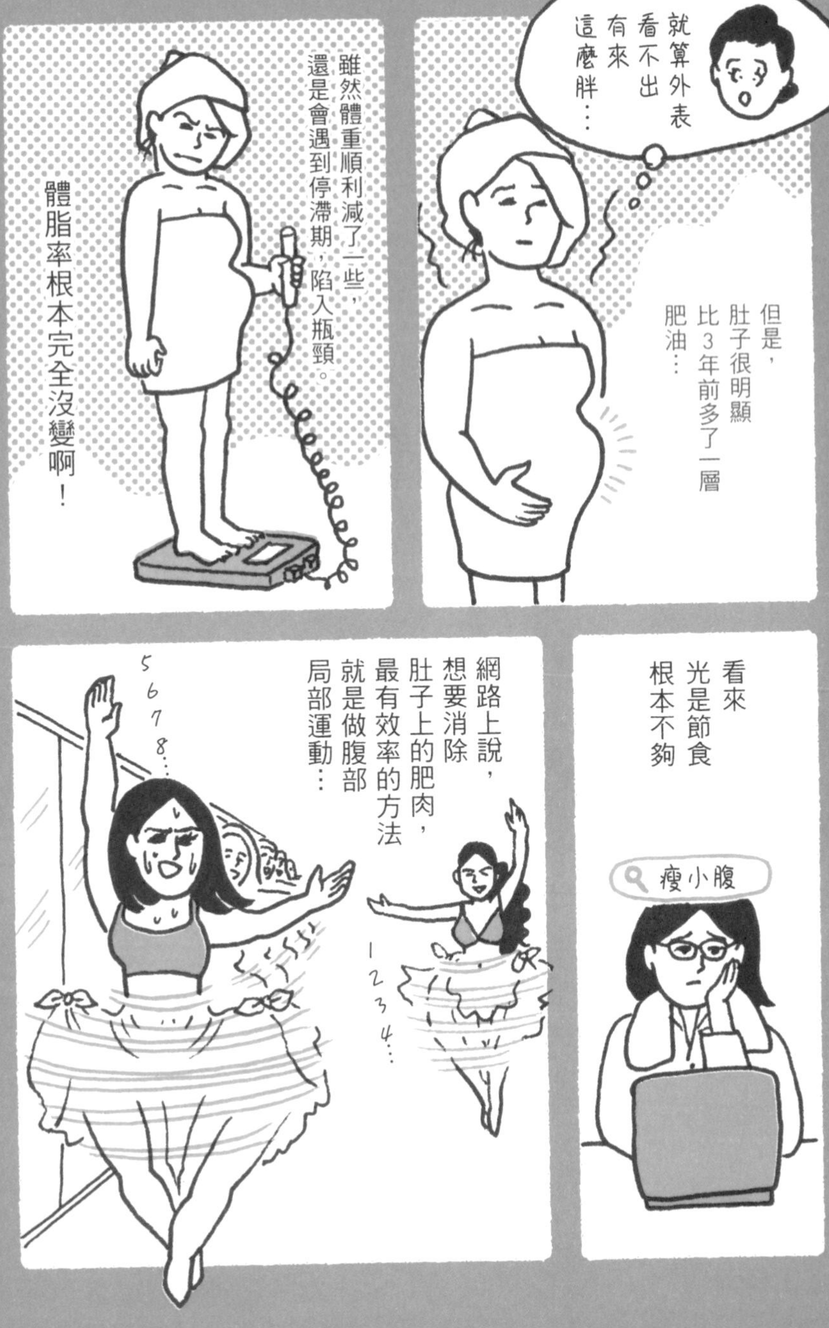
就算外表
看不出
有來
這麼胖…
但是，
肚子很明顯
比3年前多了一層
肥油…
雖然體重順利減了一些，
還是會遇到停滯期，陷入瓶頸。
體脂率根本完全沒變啊！
看來
光是節食
根本不夠
瘦小腹
網路上說，
想要消除
肚子上的肥肉，
最有效率的方法
就是做腹部
局部運動…
5 6 7 8…
1 2 3 4…

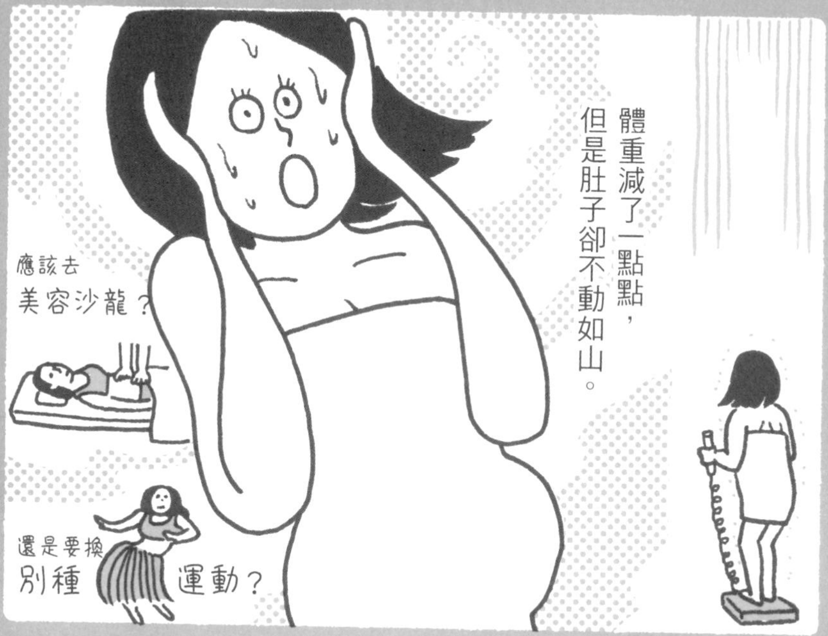
體重減了一點點，
但是肚子卻不動如山。
應該去
美容沙龍？
還是要換
別種
運動？

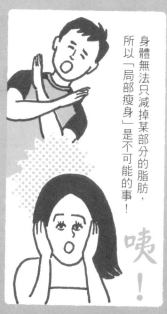

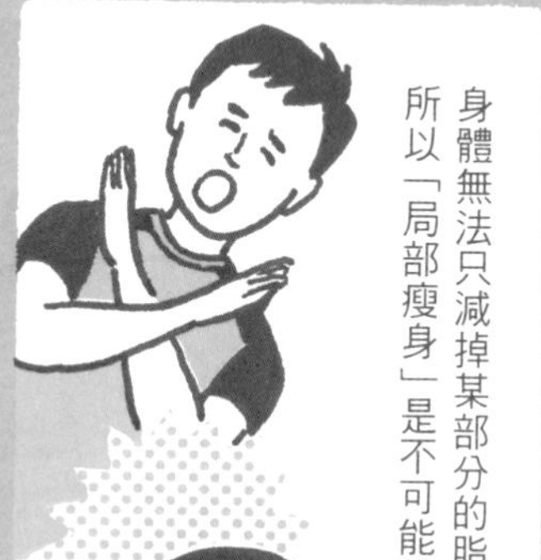
身體無法只減掉某部分的脂肪，
所以「局部瘦身」是不可能的事！
咦！

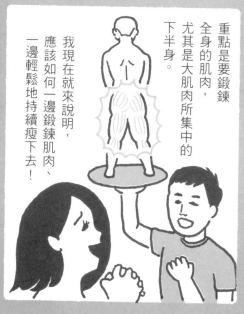

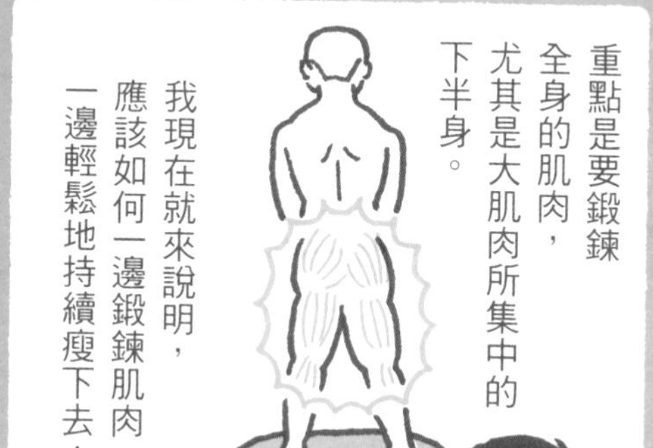
重點是要鍛鍊
全身的肌肉，
尤其是大肌肉所集中的
下半身。
我現在就來說明，
應該如何一邊鍛鍊肌肉、
一邊輕鬆地持續瘦下去！

肌力訓練等級
第 5 個月
★★★

Month 5

單腳深蹲

大腿

左右各 **20** 回合

2～3組

Start Position
起始動作

兩腳張開與腰同寬。

1 右腳向後退一大步，曲膝下彎。
上半身前傾，與地面呈平行，
雙手置於左前腳兩側。

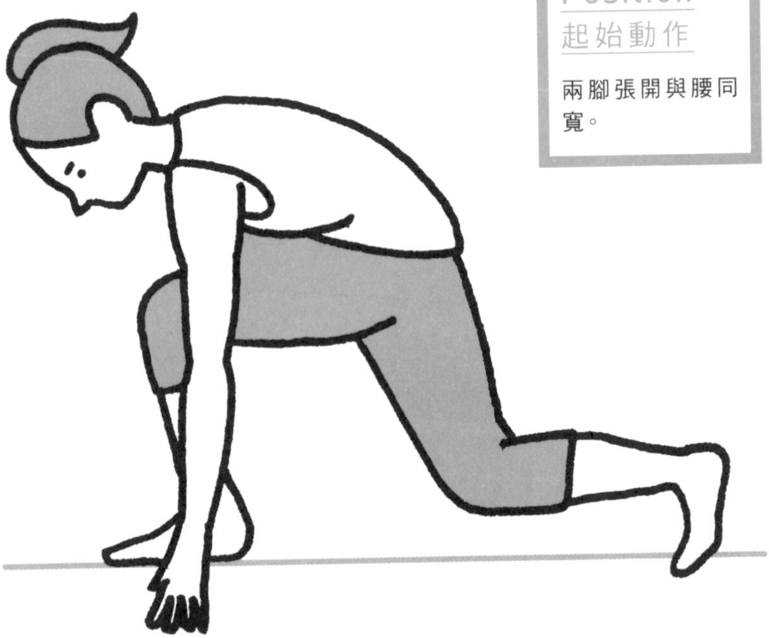

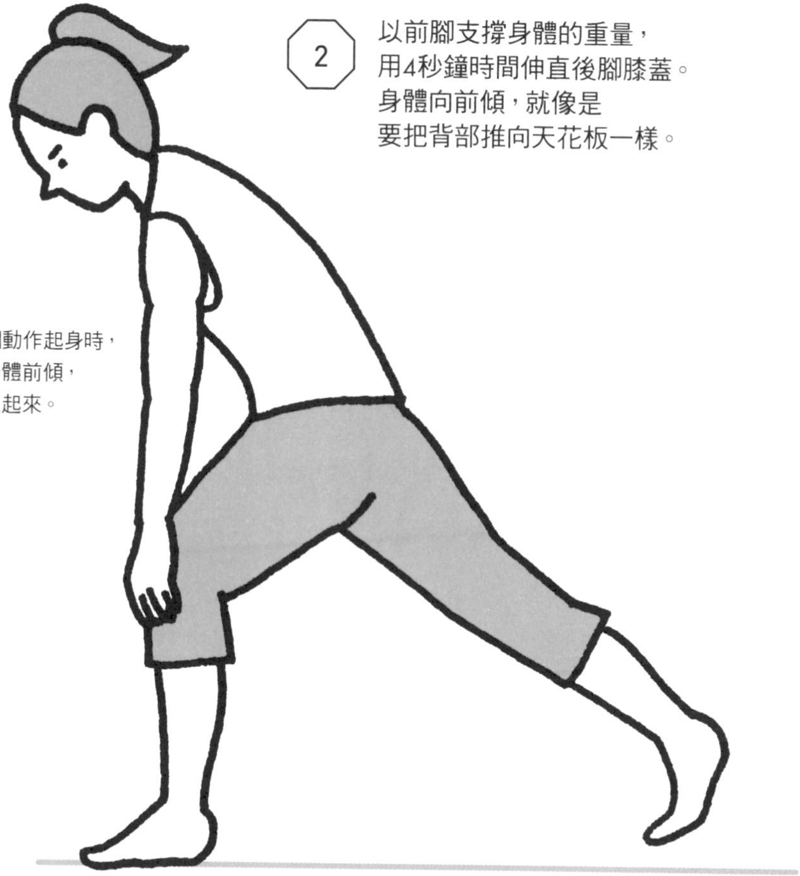

2 以前腳支撐身體的重量，
用4秒鐘時間伸直後腳膝蓋。
身體向前傾，就像是
要把背部推向天花板一樣。

從第一個動作起身時，
需保持身體前傾，
不要直立起來。

3 用4秒鐘回到動作①。

4 換左腳進行動作①～③。

抬臀

臀部

左右各 **20** 回合

2～3組

Start Position 起始動作

仰躺在地板上。

1 將雙手平放於地面，拱起左膝、舉起右腳，使雙腳與腰同寬。

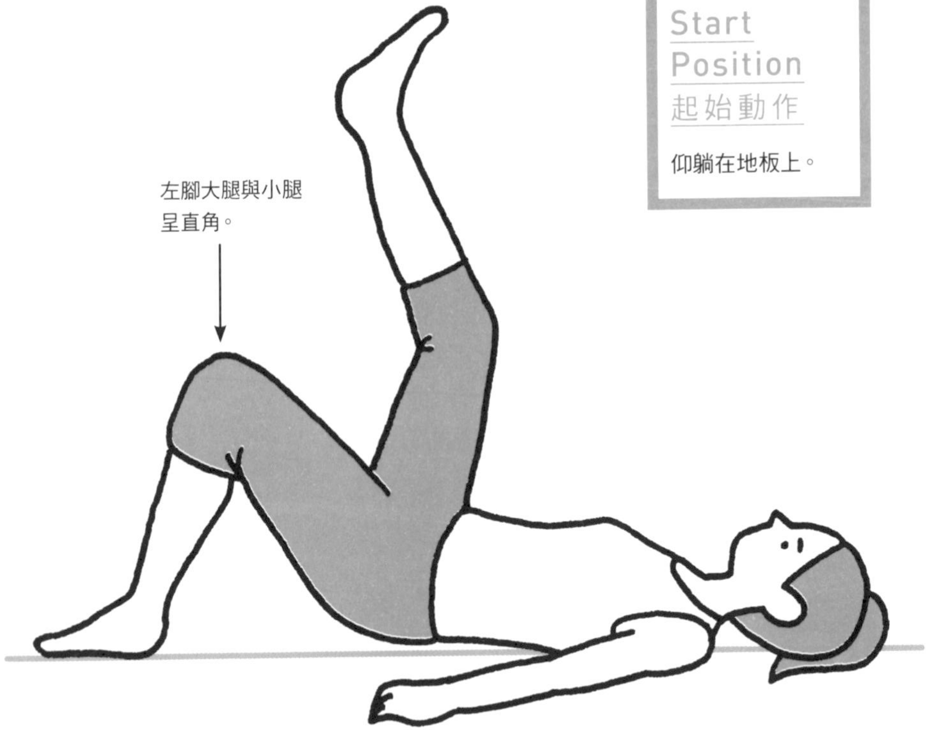

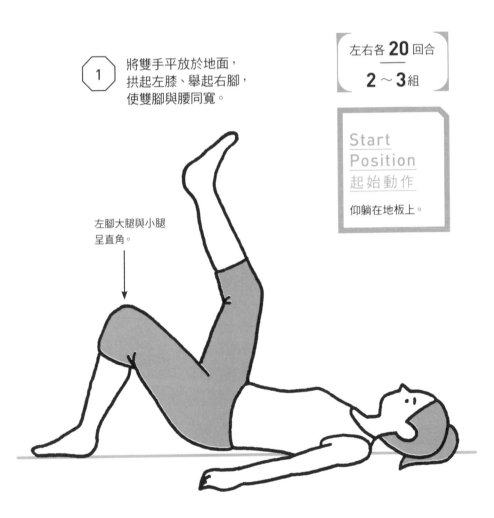

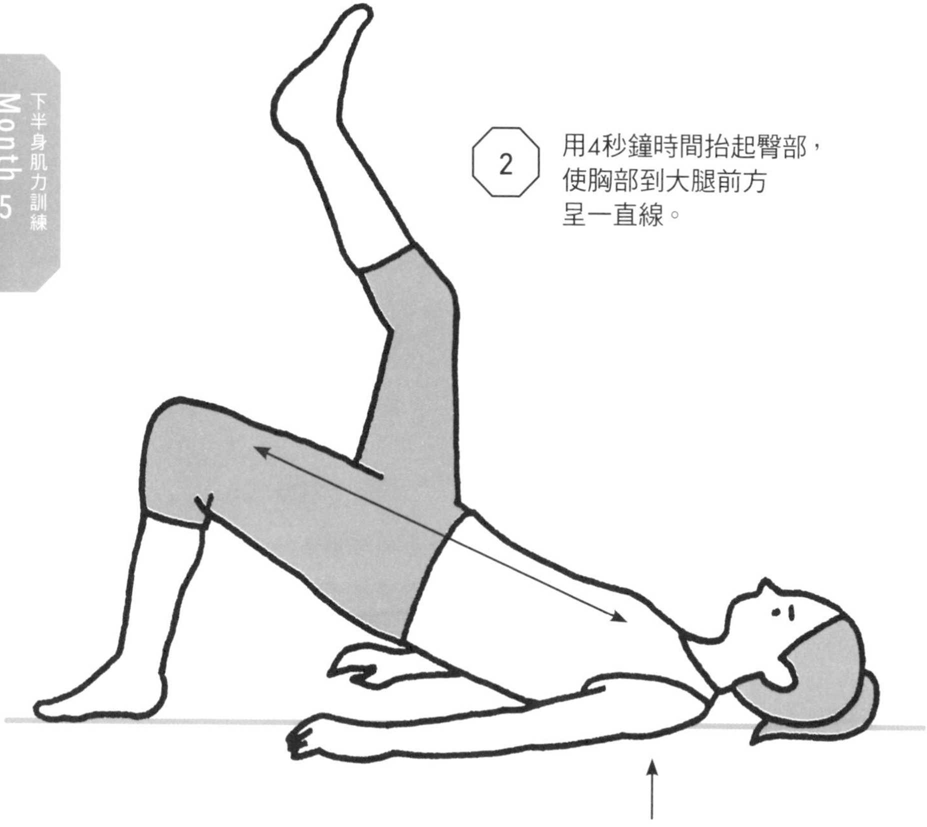

2 用4秒鐘時間抬起臀部，使胸部到大腿前方呈一直線。

請留意不要讓手臂過度承受體重的壓力。

3 用4秒鐘回到動作①。

4 換左腳進行動作①～③。

肌力訓練等級
第6個月
★★★

Month 6

椅子單腳深蹲

大腿

左右各 **20** 回合
2～**3**組

Start Position
起始動作

準備一張椅子，背對椅子，站在前方約一大步的距離。

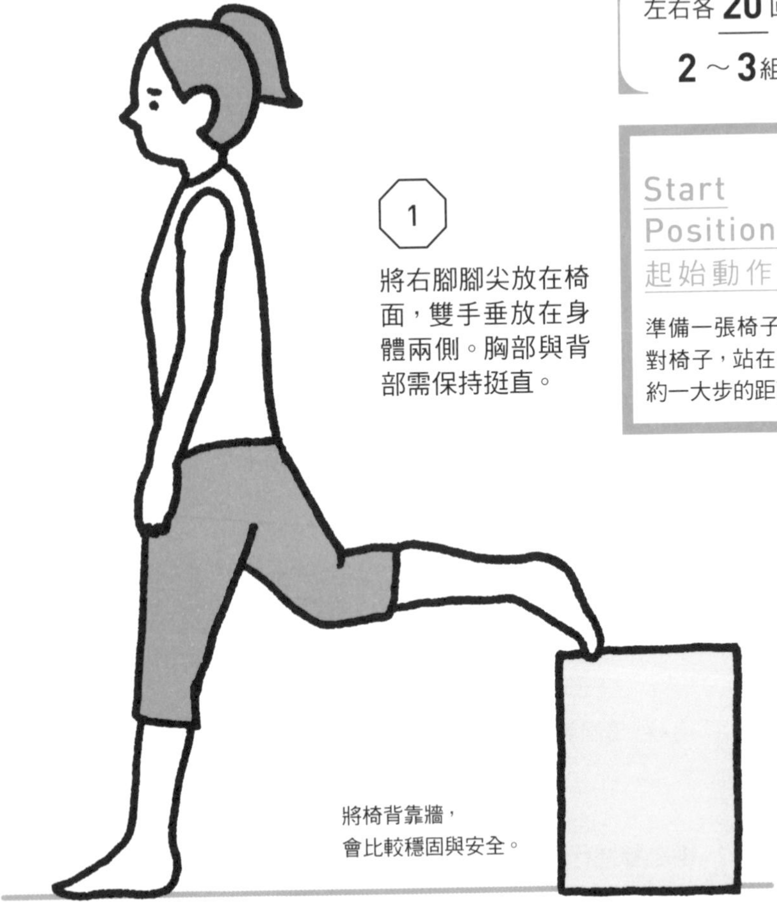

1

將右腳腳尖放在椅面，雙手垂放在身體兩側。胸部與背部需保持挺直。

將椅背靠牆，
會比較穩固與安全。

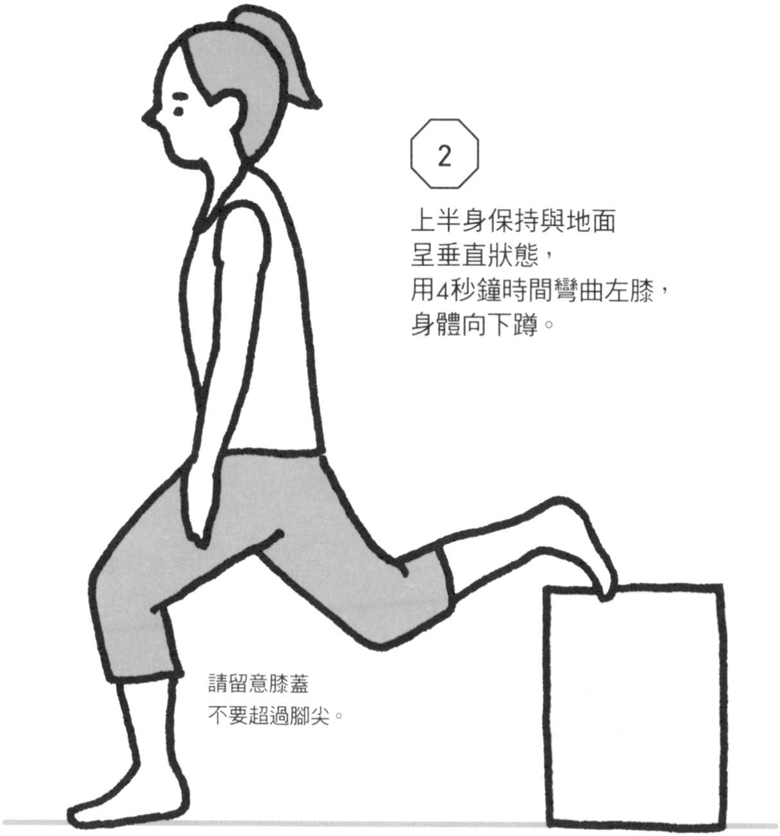

2

上半身保持與地面
呈垂直狀態，
用4秒鐘時間彎曲左膝，
身體向下蹲。

3 用4秒鐘回到動作①。

4 換左腳進行動作①～③。

單腳髖關節伸展

臀部

左右各 **20** 回合

2～**3**組

1 將雙腳腳跟靠放在椅面上，
膝蓋彎曲呈直角，右腳伸直向上舉，
與地面呈45度角。

Start Position
起始動作

準備一張椅子，腳朝向椅子，仰躺在椅子前方地板上。

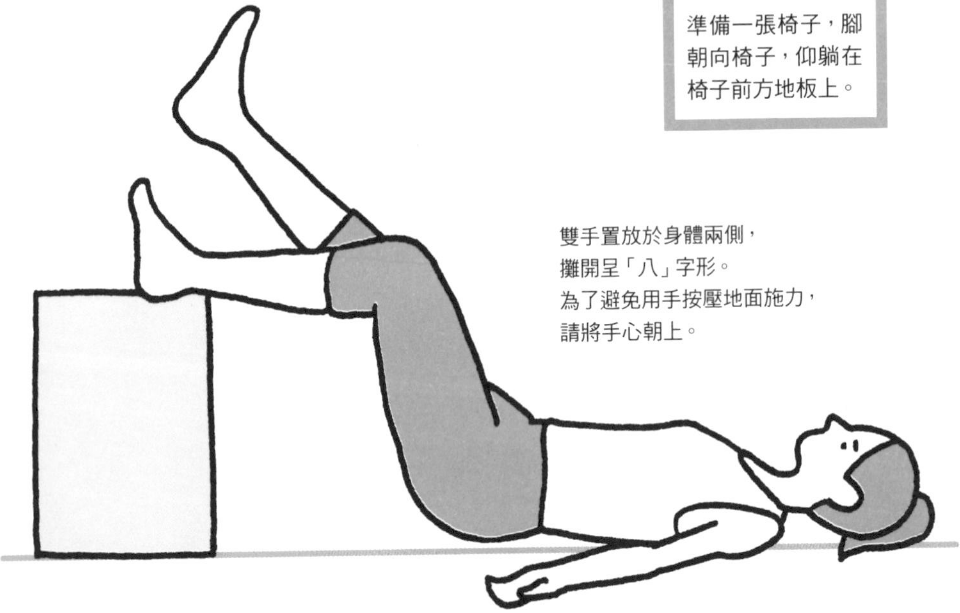

雙手置放於身體兩側，
攤開呈「八」字形。
為了避免用手按壓地面施力，
請將手心朝上。

② 用4秒鐘時間抬高腰部，使膝、腰、肩呈一直線的狀態。

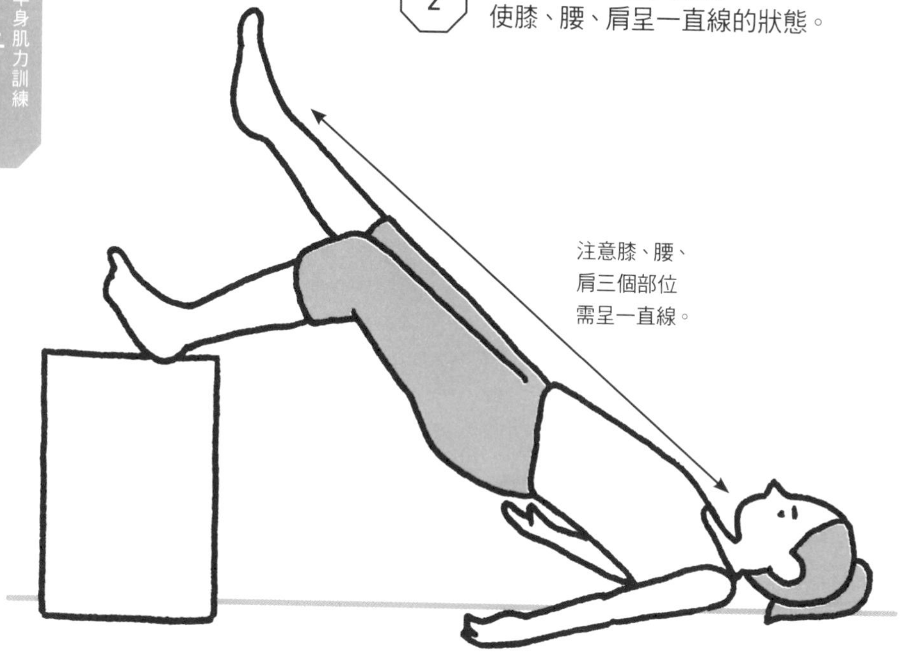

③ 用4秒鐘回到動作①。

④ 換左腳進行動作①～③。

站著搭捷運也是高強度訓練

關節位於骨骼與骨骼之間，卻沒有和骨骼緊密相連。為了讓關節順利活動，關節與骨骼間必須留一點「空間」。換句話說，因為關節和骨骼之間留有空隙，並未牢牢固定於骨骼上，使得關節處於不穩定的狀態。不過，因為人類擁有絕妙的平衡感，即使關節不穩定，仍然可以持續活動。但如果空隙超出正常範圍，或移動方向錯誤，便可能引起脫臼、韌帶受傷等情況。尤其是我們平常很少活動的骨盆，其周邊肌肉往往脆弱、僵硬，很難維持在正確位置；因此，只要空隙稍微超過正常範圍，髖關節、腰椎等就會錯位，導致骨盆歪斜。為了要避免這種情況，**日常就應該多活動關節周邊的肌肉**。

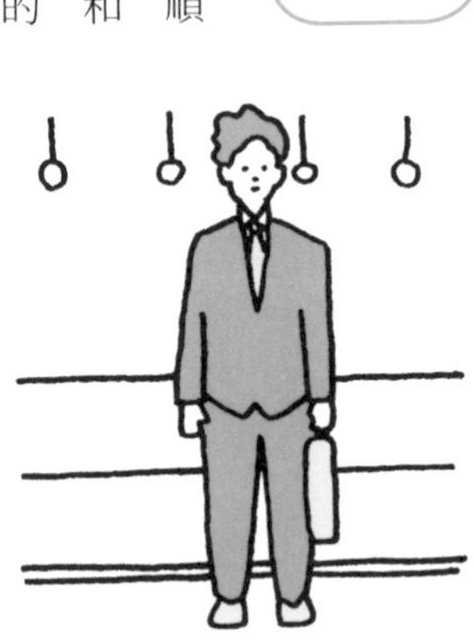

平衡感訓練可以有效強化關節的穩定性，而且不需搭配專業的工具，只要搭乘捷運或電車時，保持站姿且不拉拉環，就能達到效果。捷運或電車在行駛時，地板會晃個不停，很難站得穩，此時刻意不拉拉環，也不要倚靠椅背或柱子，而是靠自己的力量支撐身體重量，盡可能地在車廂上平衡站好，就是一種高強度的訓練。

剛開始的時候，身體可能會跟著車廂搖晃，甚至快要跌倒了。不過，只要你堅持不扶住任何東西，雙腳微張站立，養成習慣後，就會越來越穩了。站得穩之後，再逐步縮短雙腿間的距離。不過，為了預防緊急煞車，最好站在離扶手或扶柱等較近的地方。從一天只練習一站的距離開始，慢慢增加。這樣的訓練將可提高身體機能與穩定性。

「媽媽蹲」讓你逆齡回春

一定有人整天在家務與育兒之間團團轉，根本抽不出時間去運動。不過，有小孩剛好可以做「媽媽蹲」！這個運動讓你可以做家事與帶小孩的同時，也能鍛鍊肌肉。想增加肌肉量，鍛鍊時就要增加自己體重的負荷，提高刺激強度，才會有效果。如果孩子年紀還小，正好可以用來增加體重負荷，例如，背著孩子深蹲，孩子的體重便有和啞鈴訓練同樣的效果。

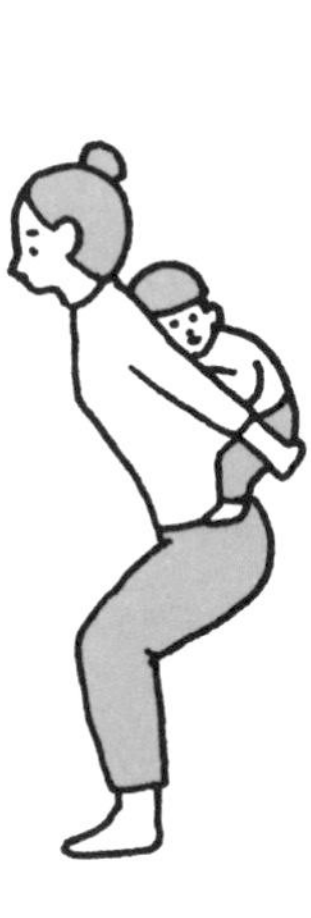

小孩的體重並沒有特別限制，只要你深蹲時，可以穩穩地抱著或背著他即可。那麼，應該蹲得多低呢？蹲得越深，強度越大；如果你蹲個20回合，就覺得已經達到極限，那就代表這是適合你的深蹲強度。每次蹲20回合、做2～3組，每週進行3次以上，最少持續2～3個月。

深蹲能夠增加身體最大肌肉——大腿與臀部的肌肉量，而且**因為訓練強度高，容易刺激生長激素分泌**。

生長激素的分泌隨著年齡增加而降低，而對大肌肉進行高強度訓練，可使肌肉中的乳酸（代謝物）急速增加，促進生長激素大量分泌。

多喝水就能瘦嗎？

坊間有「喝水能減肥」的說法。多喝水會增加飽足感，相對地就會減少熱量攝取，因此有減肥的效果。不過，仍必須注意營養均衡，否則只是大量喝水，其他營養素卻攝取不足，對減肥沒有任何幫助。**減肥時如果極端減少蛋白質的攝取量，光是猛灌水的情況下，進行肌力訓練是徒勞無功的。既然無法有效增肌，當然也就無法成功瘦身了。**

我建議早上起床就先喝1杯水。人在睡覺時會輕微脫水，當血液中的水分減少，血液濃度會增加；而早上的1杯水正好補足晚上所流失的水分，就像打開一天活動的開關。尤其是習慣晨起運動的人，更應該在運動前喝水，因為運動時的血液中水分太少，將會容易形成血栓，造成危險。

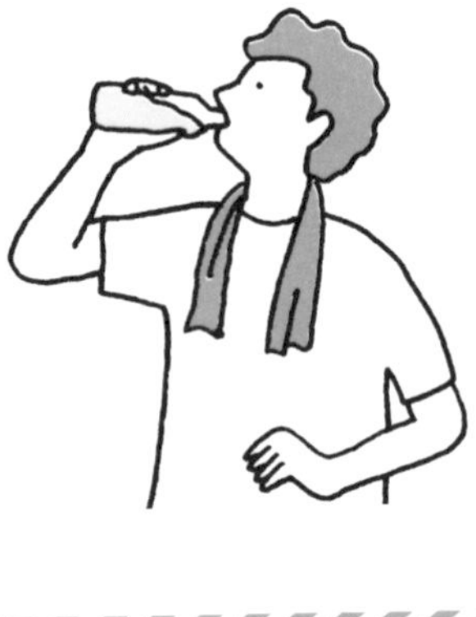

PART 6

持之以恆鍛鍊的祕訣

動機

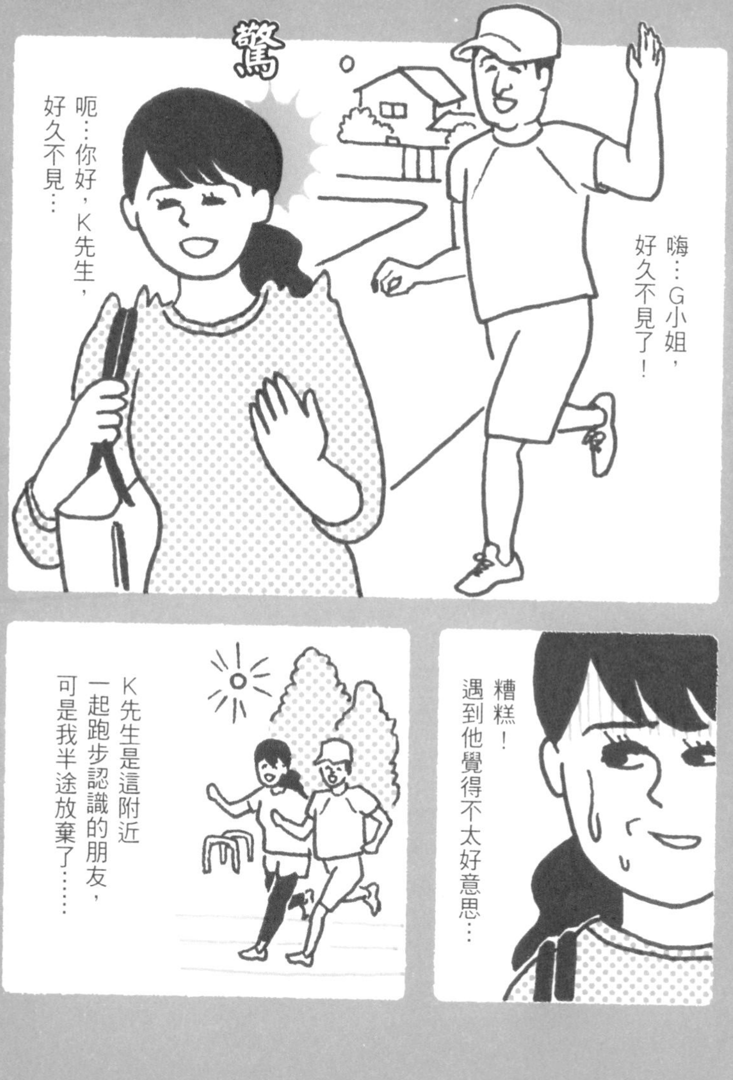
驚
嗨…G小姐，好久不見了！
呃…你好，K先生，好久不見…
糟糕！遇到他覺得不太好意思…
K先生是這附近一起跑步認識的朋友，可是我半途放棄了……

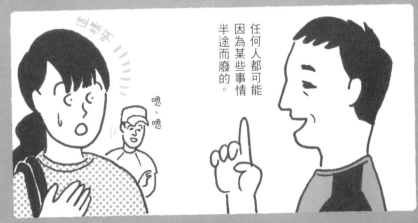

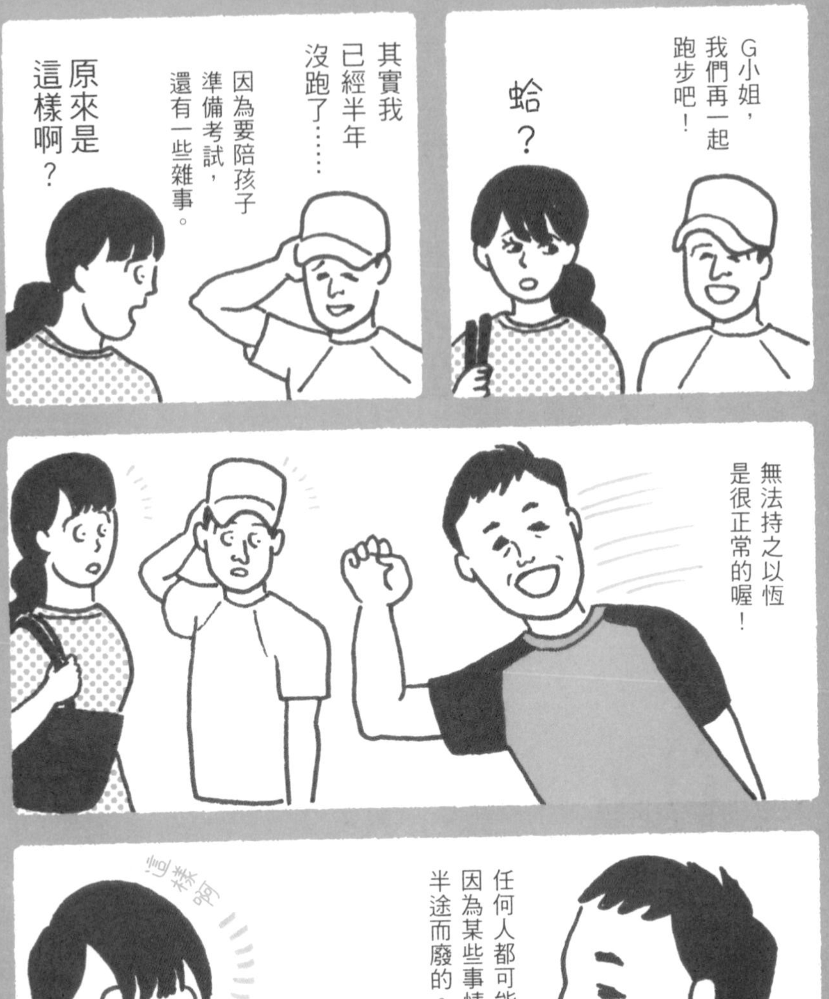
G小姐，我們再一起跑步吧！
蛤？
其實我已經半年沒跑了……
因為要陪孩子準備考試，還有一些雜事。
原來是這樣啊？
無法持之以恆是很正常的喔！
任何人都可能因為某些事情半途而廢的。
這樣啊
嗯、嗯

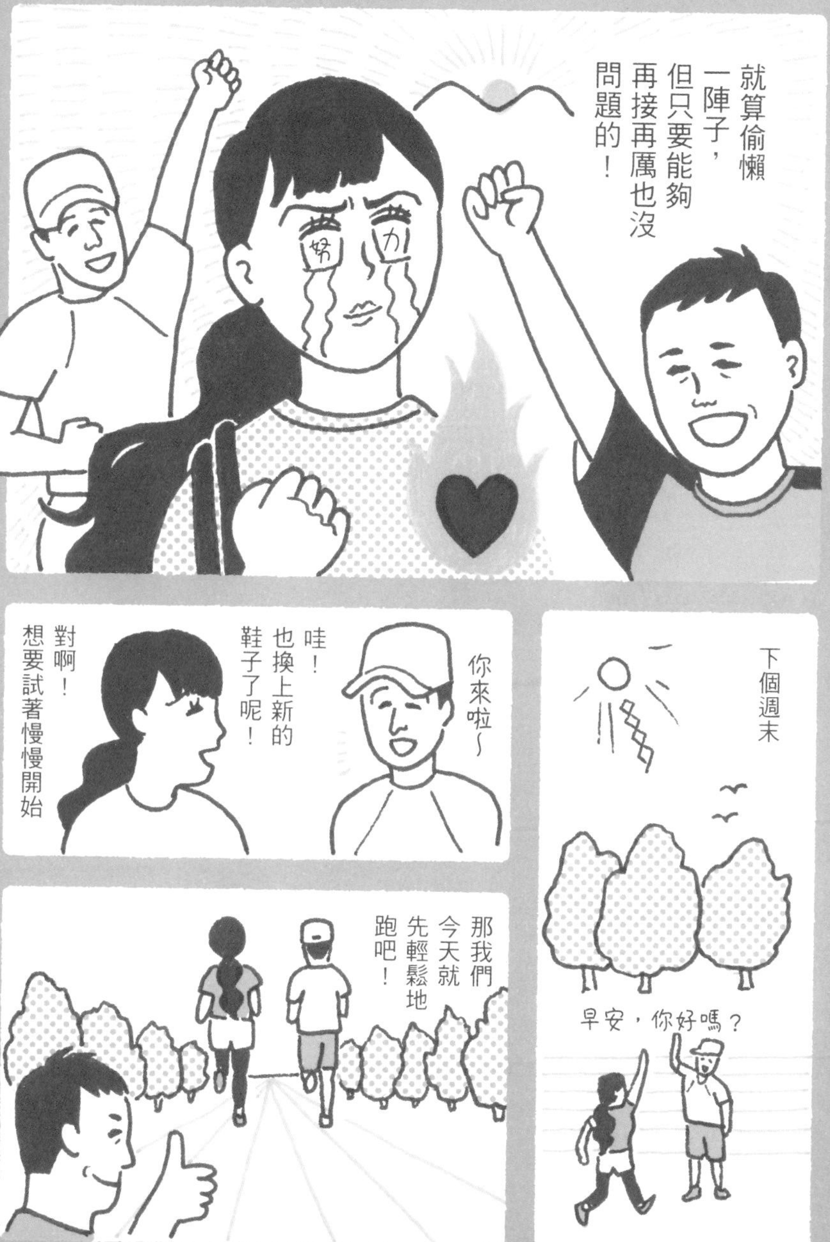
就算偷懶一陣子，但只要能夠再接再厲也沒問題的！
努力
下個週末
早安，你好嗎？
你來啦～
哇！也換上新的鞋子了呢！
對啊！想要試著慢慢開始
那我們今天就先輕鬆地跑吧！

動機

三分鐘熱度也沒關係 不能小看再接再厲的效果

三分鐘熱度是很正常的

本章要介紹運動能持之以恆的祕訣。

能夠下定決心去做某件事，並且在達到目的前從不懈怠、有始有終的人，其實很少。多數人都會在遇到挫折時半途而廢，或者中斷後再重新開始。例如，有些人為了養成運動習慣而開始跑步，剛開始時興沖沖地，內心充滿前所未有的振奮，過了一段時間，興頭消了，漸漸地用工作忙碌或天氣不好等各種理由來減少跑步的次數，然後不知從什麼時候起，就再也沒去跑步了。又例如，下定決心要戒菸，卻在某個喝酒的場合又忍不住破功，故態復萌……。相信很多人都有類似的經驗。

一般而言，人要戒掉某種習慣時，約有八成的人會在一年內恢復老樣子，心理學稱此為「復發」。人類原本就有「偷懶」的欲望，無法對某件事貫徹始終。不過，也可以反覆「三天打魚，兩天曬網」，即使昨天偷懶，但今天再繼續就好了。

重點是，你對偷懶抱持何種心態。**如果你覺得「我這麼容易就放棄了，真糟糕」、「我做什麼事都無**

法有始有終」、「我又搞砸了」，把偷懶看成一種失敗，因此一蹶不振，這才是最糟的處理方式。

一時懈怠，重新出發就可以了。說不定下次又會偷懶，但也不需要因此沮喪，最好把半途而廢視為正常的事。

有了自己可能「有始無終」、「打混」的心理準備，就不會把「失敗」的標籤貼在身上。對自己灰心失望、覺得什麼事都做不成，只會讓自我效能（指對自己具有充分完成事情的信念）降低、衝勁大減。如果不把偷懶當作失敗，就可維持自我效能，不會陷入低落的情緒裡，而會百折不撓。

只要不斷重複「偷懶→再試一下→偷懶→再試一下」的過程，即使你三天打魚、兩天曬網，三天打魚的分量累積十次，也有一個月的分量。無法持之以恆並非你的意志力薄弱，而是因為你從前沒有運動習慣，現在才開始培養，當然需要花費更多的力氣啊！

☑ 一敗塗地與不屈不撓的人有什麼不同

遇到失敗時，有些人萎靡不振，再也站不起來；有些人則以積極的心態面對，勇往直前，再接再厲。這兩種人的差別在於自信心的多寡，以及自我效能的高低。對失敗採取消極態度的人通常缺乏成功經驗，內心充滿失敗的陰影；反之，能夠積極思考，從失敗經驗中汲取教訓的人，內心滿是成功的回憶，認為既然過去衝破無數關卡，這次也能順利度過。

動機——訂立目標 為自己累積成功經驗

☑ 設定許多小目標，日積月累，終會達標

自我效能高的人即使失敗，屢仆屢起，無論遭遇多少挫折，仍然鬥志高昂；而自我效能低的人，往往遇到一次挫折就士氣全消，從此一蹶不振。

目標的設定對成功與否很重要。假設你訂下「1個月瘦3公斤」的目標，若無法達成，只是為自己徒增一筆失敗紀錄，對累積成功經驗並無幫助。

會發生以上情況，顯然是設定目標的方法錯誤，以致無法提高自我效能。**為了要累積成功紀錄，目標必須分成更多階段。訂立「1個月瘦3公斤」的大目標之後，再把這個大目標細分為更多小目標。**

舉例來說，「星期一限制飲食熱量」、「星期二跑3公里」、「星期三做30回合深蹲」等等，把目標分得更細。假使你在星期一減少了熱量的攝取，成功紀錄便增添了一筆；星期二確實跑了3公里，成功紀錄便增添了兩筆。這樣的話，即使你星期三因為太累而沒做深蹲，也不至於太沮喪。

照這樣的方式，訂立許多小目標，然後達成那些目標，累積成功經驗，一步步往1個月後的大目標邁

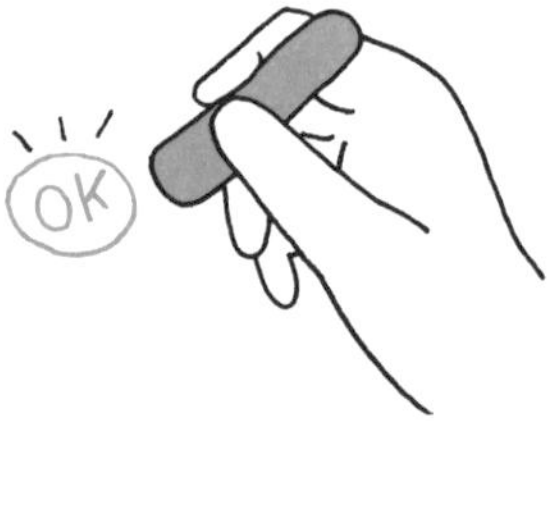

進，就是提高自我效能的有效方法之一。

在大目標之前，先設定階段性的小目標，逐一達成，累積成功紀錄，就是邁向成功的祕訣。

此刻你拿起這本書，就等於往目標前進了一大步。或許你當初只是一時興起運動的念頭，但你將想法化為行動，看書學習方法，就值得為自己的成功紀錄增添一筆。接下來，請你實行書中所教的最容易入門方法——盡量爬樓梯，如果明天你做到了，成功紀錄又追加一筆。本書介紹的行動，或許看起來只是小小的改變，但日積月累後，就會讓你煥然一新。哪怕做做停停，一年後，你的身體也能練出結實的肌肉，基礎代謝率也會提高，打造出年輕、不易胖的體質。

☑ 找出適合自己性格的方法

找出適合當事人性格特徵的運動方法，有助於持續運動。心理學中的溝通分析學派使用自我狀態檢視表來區分人格結構的類型，他們認為，每個人心中都有5種性格（自我），各種性格的強弱因人而異。

以下是簡易版的自我狀態檢視表，請大家試著回答看看。

自我狀態檢視表（溝通分析法）

數字（3、2、1、0）表示符合自己性格的程度，請將數字填於空白欄。回答時不需深思熟慮，憑直覺作答即可。

肯定答案
3 完全符合、**2** 通常符合、**1** 偶爾符合

否定答案
0 很少符合

01	行動乾脆俐落、有效率					
02	直率、自由不羈					
03	輕視他人					
04	配合周遭的人					
05	重視傳統					
06	常注意到他人的優點，加以誇獎					
07	對他人說的話具有同理心					
08	能衡量現實，做出判斷					
09	喜怒形於色					
10	對事物採取批判態度					
11	拘謹、消極					
12	很為他人著想					
13	對不喜歡的事會找藉口拖延					
14	重視責任感					
15	直視對方的臉說話，不拐彎抹角					
16	內心有所不滿					
17	經常照顧他人					
18	會察言觀色					
19	常問人「為什麼」、「該怎麼做」					
20	遵守道德規範					
21	正確判斷事物					
22	常說「哇」、「啊」表示驚訝					
23	對他人的錯誤或缺點毫不留情					

		CP	NP	A	FC	AC
24	勤於料理、洗衣、打掃					
25	經常有口難言					
26	擅長找藉口					
27	經常告訴別人該怎麼做					
28	無法長久保持安靜					
29	嚴格遵守規則					
30	擅長與人相處					
31	努力討好他人					
32	毫不客氣地說出自己想說的話					
33	做事前會蒐集各種資訊，仔細思考					
34	我行我素					
35	常把「不好意思」、「對不起」掛在嘴上					
36	判斷事情時不摻雜個人情緒					
37	好奇心強					
38	不在意他人眼光					
39	追求理想					
40	做事前會詳加計畫					
41	說話理性					
42	會安慰有煩惱的人					
43	對公益活動不落人後					
44	明確主張自己的意見					
45	比較憑直覺，而非依理行事					
46	能隨機應變					
47	想要的東西一定要得到手					
48	能誠心原諒別人的錯誤					
49	跟任何人都能無所不談					
50	無法拒絕別人的請求					
		CP	NP	A	FC	AC
	月　日　總計→					

各種人格類型 的訓練方式

完成前頁的自我狀態檢視表，分數最高的就是你最強烈的人格特質。多數人的人格是由數種強弱不同的特質所組成，而不會只有某一項的分數特別突出。

不過，為了讓各位容易理解，本書只看分數最高的那一項。接下來，我將逐一說明，不同性格的人適合用哪種方法，才能使運動持之以恆。

☑ FC型：自由型兒童

FC（Free Child）型的人感情表現豐富，總是笑容滿面。有幽默感，擅長炒熱場子。會天真地向人撒嬌，與人相處時無拘無束，自我表現豐富。這樣的人只要感覺愉快，運動就能持續。他們很愛幻想，如果想像有人在為自己加油，就會滿心歡喜地跑下去。穿上最新流行的運動服去跑步，也相當有效。

☑ NP型：撫育型父母

NP（Nurturing Parent）型的性格猶如育兒中的父母，很希望「為別人做些什麼」。比起自己，他們更願意為他人努力。這類型的人如果無法持續運動，可以試著加上「為某人而努力」的目標，也許動機就能大幅提升，變得鍥而不捨。比如說，自己的孩子正在努力準備考試，你可以抱著幫孩子加油打氣的心情去跑步，也等於是「為孩子而努力」。

☑ A型：成人

A（Adult）型指具備較強烈的成人要素、擁有邏輯思考能力的性格。這類型的人如果確實設定目標，就能持續運動。不過訂一個目標不夠，最好訂三個。第一個是完成後會喜出望外，但門檻相當高的目標。第二個是難度雖高，但過去曾有成功紀錄的目標。第三個是絕對會成功的目標。在追求第一個目標的過程中，如果中途發現不可能達成，就會轉往第二個；若還是失敗，至少第三個一定會成功。對這類型的人來說，訂定適當目標是成功的關鍵。

☑ CP型：批判型父母

CP（Critical Parent）型指父親角色特質強烈的人。擁有強烈責任感，嚴格律人律己。他們訂的目標往往太高，很可能會中途受挫，增加失敗經驗。如果知道自己的性格偏向CP型，有目標設定過高的傾向，在訂目標時，最好先將門檻降低。如果你的目標是10分，應先將目標訂為7分，達到7分之後，再升高到8、9分，逐步往10分邁進。

☑ AC型：順應型兒童

AC（Adapted Child）型的人非常在意他人眼光，經常看他人臉色行事。比起自己的想法，別人的命令和意見反而更容易讓他們付諸行動。AC型的人如果想要運動，最好找別人一起開始。因為有好友、夥伴的陪同比較容易持續，同伴意識與連帶感能讓他們堅持到最後。

摘要一 雙模式打造續航力

☑準備高低兩種目標，任自己選擇

無論是跑步、肌力訓練、熱量控制，可說都是為了塑身。為達目標，準備兩種實行模式是非常重要的。例如，肌力訓練時可安排兩種課程，一種項目較多、一種項目較少。項目較多的需要20分鐘，較少的約10分鐘，任自己選擇。或者在一週兩堂的舞蹈課程中，不要每次都上兩小時的課，而是一堂課一個小時、另一堂課兩個小時。

控制飲食熱量時，也可以準備兩種方案。第一種是飯裝七分滿、菜裝八分滿；第二種是飯裝整碗，只有菜減量。肚子較餓時選擇後者；如果不算太餓，覺得第一種方案就可以吃飽，就選擇前者。減少失敗經驗才能事半功倍。

準備高低兩種目標，依自己的狀況做選擇，減重大業才能長久持續。

結語

越過中年危機，跑向年輕健康

我投入健身業已超過20年，學生不計其數。他們有一個共通點，就是和10年前判若兩人。

「10年前伏地挺身連一下都做不起來，現在可以做兩組20下！」

「10年前沒辦法跑10公里，其實一直到前不久都還沒辦法。不過，現在我每天早餐之前都要先跑10公里喔！」

我周圍有許多這樣的人，他們大多40到50歲，不但比10年前更年輕，還覺得自己彷彿脫胎換骨，重獲新生。

這就是運動的好處之一。本書主要是為了年過40的女性而寫，其實我自己一樣也是40世代。

我在2011年滿40歲，當時覺得人生進入了一個特殊階段。

結語

假設人生有80年，40歲就像馬拉松的折返點——竟然已跑了這麼遠的路，連自己都想要獎勵自己了呢！回首從前，充滿高低起伏，令人無限感慨。我匆匆回望來時路，同時仍在剩餘的跑道上衝刺。你的身體也有折返點，今後的路，你要如何走下去呢？

在一般人的想像中，我從事健康、運動相關工作，沒有來自周遭的種種壓力，生活應該也很健康。和一般人比起來，或許我的生活方式比較健康一點，但我也曾想過要偷懶、吃垃圾食物，工作忙碌時，壓力猶如千斤重，煩惱其實也不少。不過，遇到壓力或煩惱時，健康拯救了我。而且，我知道如何保持健康。

要維持健康，最重要的就是「定期運動」，並且愛上運動。一個人健康與否，差別就在此。

透過本書，我想告訴大家，並不是「要運動」，而是「在生活中讓身體動起來，並不是件苦差事，而是能幫助你回春逆齡的好事」。如果你接收到這個訊息，我會非常開心。

你花了多少時間看完這本書呢？你看這本書的時間，就是你與我相處的時間。很謝謝你願意抽出寶貴的時間給我。接下來，就是你面對自己的時間了。如果你變得比以前更常運動，請記得要讚美自己喔！

二〇一九年三月　中野・詹姆士・修一

作者介紹

中野·詹姆士·修一

運動動機（Sport-motivation）公司最高技術負責人、PTI認證專業體能訓練師、美國運動醫學學會認證運動生理師（ACSM/EP-C）。擅長以強化體能提升競技力、預防受傷，以及應對運動障礙症候群（Locomotive Syndrome）與生活習慣病；在這些領域，他是日本首屈一指的體能訓練師。曾指導過桌球選手福原愛與羽球選手藤井瑞希等。２０１４年起擔任青山學院大學道路接力賽團隊的體能強化教練。很早就注意到運動動機的重要性，是日本少數能同時指導心理與身體層面的訓練師。

他也是東京神樂坂會員制個人訓練機構「CLUB 100」的最高技術負責人。

著作包括《下半身，決定你的下半生：每天10分鐘微健身，練好下半身，馬上變瘦、變美、變年輕！》（平安文化）、《不想痠痛就這樣練！每天10分鐘微健身，日本體適能專家教你輕鬆解決駝背、烏龜脖、腰痠背痛、肩頸痠痛！》（平安文化）、《鍛鍊軀幹幫你消除大肚腩與腰痛》（体幹を鍛えると「おなかが出ない」「腰痛にならない」，大和書房）、《超圖解！今日的伸展操！跟著77天的伸展操日曆做運動：體適能教練的3分鐘、3步驟、77天健身計劃》（悅知文化）、《全世界第一有效的伸展法》（大田）、《青山學院道路接力賽團隊的超級伸展操與平衡球訓練》（青学駅伝チームのスーパーストレッチ＆バランスボールトレーニング，德間書店）、《醫生說「請你運動！」時，最強對症運動指南：日本首席體能訓練師教你：1次5分鐘，釋放身體痠痛疲勞，降中風、心臟病死亡率！》（方舟文化）等。

sports motivation 官方網站 http://www.sport-motivation.com

圖解版·下半身肌力鍛鍊法
日本首席體適能教練，為你輕鬆打造逆齡抗老×燃脂塑身×擺脫痠痛的健康體質
図解でわかる 下半身に筋肉をつけると「太らない」「疲れない」

作者	中野·詹姆士·修一(中野ジェームズ修一)
譯者	林雯
插畫	加納徳博·平井さくら
原版封面設計	庄子佳奈
原版編輯	渡辺稔大·古谷有騎(sport motivation)
特約編輯	吳佩霜
內頁排版	簡至成
封面設計	翁秋燕
行銷統籌	駱漢琦
行銷企劃	劉育秀·林瑀
業務發行	邱紹溢
責任編輯	劉淑蘭
總編輯	李亞南
出版	漫遊者文化事業股份有限公司
地址	台北市105松山區復興北路331號4樓
電話	(02) 2715-2022
傳真	(02) 2715-2021
服務信箱	service@azothbooks.com
營運統籌	大雁文化事業股份有限公司
地址	台北市105松山區復興北路333號11樓之4
劃撥帳號	50022001
戶名	漫遊者文化事業股份有限公司
初版首刷	2020年 7月
初版三刷(1)	2020年 9月
定價	新台幣299元

ISBN 978-986-489-392-8

國家圖書館出版品預行編目 (CIP) 資料

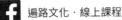

圖解版 · 下半身肌力鍛鍊法：日本首席體適能教練，為你輕鬆打造逆齡抗老 x 燃脂塑身 x 擺脫痠痛的健康體質 / 中野 · 詹姆士 · 修一著；林雯譯 . -- 初版 . -- 臺北市：漫遊者文化出版：大雁文化發行，2020.07
128 面；14.8x21 公分
譯自：図解でわかる 下半身に筋肉をつけると「太らない」「疲れない」
ISBN 978-986-489-392-8(平裝)
1. 肌肉 2. 塑身 3. 運動健康
411.71　　109007736